Make time for 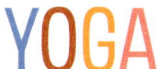

일상의 루틴, 요가 실천하기

역자 이주연 · 김선주 · 박주하 · 이서정 · 오하영 · 박은희

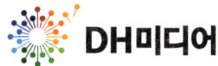 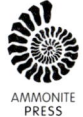

요가를 시작해 보겠는가?

도마뱀 자세, 메뚜기 자세, 개 자세, 곰 자세 등의 요가 자세는 때로 당혹스럽고 심지어 무서워 보이기까지 할 수도 있다. 하지만 너무 걱정할 필요 없다. 이 책에서 소개된 자세, 호흡법 및 시퀀스는 입문자가 요가의 오래된 수행법에 접근하고 이해하기 쉽도록 설계되었다.

새로운 기술을 배우는 일에는 시간, 인내심, 연습이 필요하다. 요가도 마찬가지다. 아마도 가장 눈에 띄는 점은 신체적 자세, 즉 아사나는 평생 학습이 수반되는 철학의 일부에 불과하다는 점일 것이다(6페이지 참조). 요가는 충격이 적은 운동으로 신체 건강과 유연성을 향상하고, 힘과 회복력을 키우며 호흡법을 의식하게 만들고, 긴장을 풀어주어 긍정적이고 차분한 마음가짐을 길러준다.

이 책에서는 50가지 자세, 호흡법 및 시퀀스를 설명하며 서 있는 자세, 앉은 자세, 누운 자세, 호흡법, 이완, 흐름 및 움직임 등 총 6장으로 구성되었다. 더 고급 자세로 넘어가기 전에 안전하게 연습하는 방법(12페이지 참조)과 워밍업(18페이지 참조)을 이해하는 것이 중요하다. 우리 개개인이 다르다는 사실을 명심해야 한다. 한 요기(요가 수행자)는 코어를 비틀 수 있지만 발끝에 손이 닿지 않을 수도 있고, 다른 요기는 한쪽 다리로 균형을 잡을 수 있지만 뒤로 젖히는 자세를 어려워할 수 있다. 따라서 무리하지 말고 각자의 속도로 수행해야 한다. 요가는 당신만의 시간, 당신만의 수련, 당신만의 발전이다. 몸과 마음을 돌보는 자신에게 감사하고, 이 긍정적인 삶의 철학을 우리에게 물려준 고대 인도와 이집트의 요기들에도 감사하는 마음을 잊지 말자.

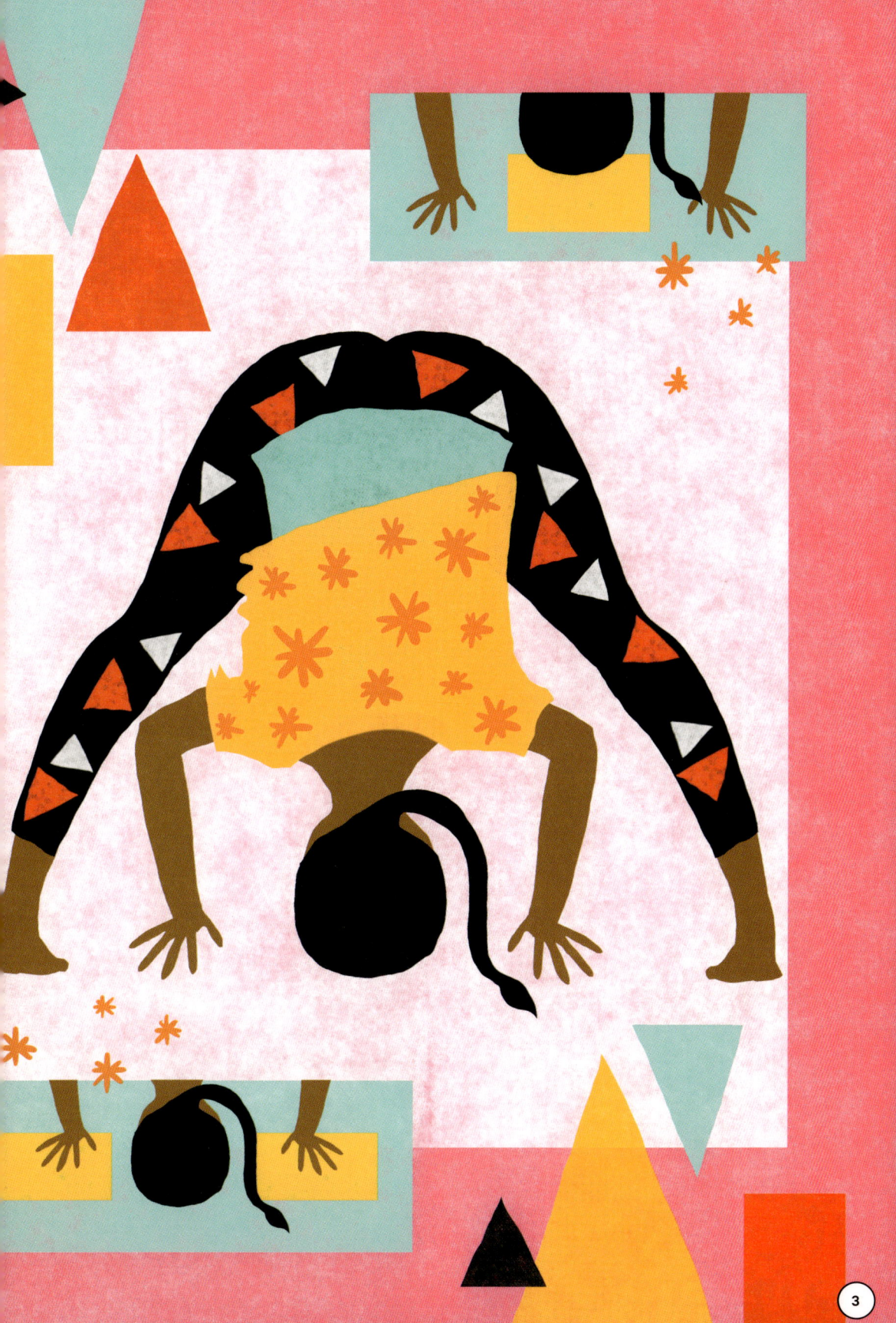

목차

소개

깨달음의 길	6
요가 도구 준비하기	10
안전하게 수련하는 법	12
혼연일체	14
시작과 끝은 호흡으로	16
필수 워밍업	18

똑바로 선 자세

산 자세	22
선 전굴 자세	24
삼각 자세	26
다리를 벌린 전굴 자세	28
측각도 자세	30
평화로운 전사 자세	32
나무 자세	34
독수리 자세	36
전사 자세 I	38
전사 자세 II	40
전사 자세 III	42

앉은 자세

영웅 자세	44
나비 자세	46
사슴 자세	48
맷돌 돌리기 자세	50
앉은 전굴 자세	52
신발끈 자세	54
연꽃 자세	56
보트 자세	58
균형 잡는 곰 자세(척추 자세)	60

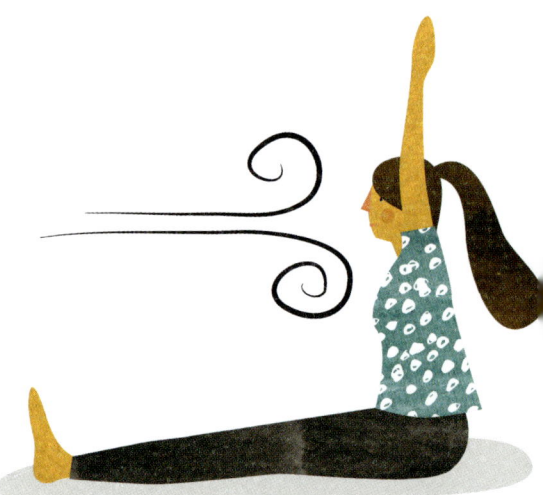

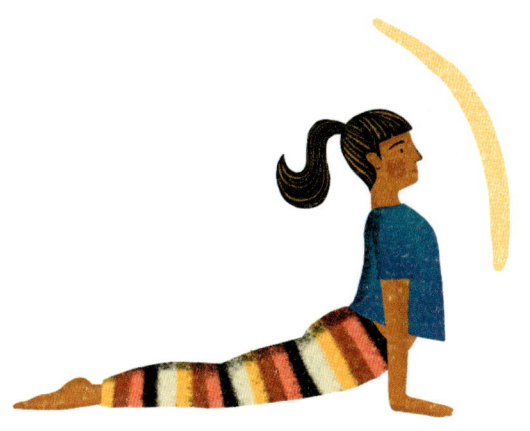

누운/엎드린 자세

고양이 자세	62
소 자세	64
행복한 아기 자세	66
누운 나비 자세	68
누워 엄지발가락 잡기 자세	70
다운독 자세	72
플랭크 자세	74
반 물고기 신 자세	76
스핑크스 자세	78
업독 자세	80
도마뱀 자세	82
돌고래 자세	84
코브라 자세	86
교각 자세	88
메뚜기 자세	90
활 자세	92
낙타 자세	94

호흡법

승리 호흡법	96
사자 호흡법	98
벌 호흡법	100
용기 호흡법	102
상자 호흡법	104
냉각 호흡법	106

이완 기법

아기 자세	108
강아지 자세	110
벽에 다리 올리기 자세	112
송장 자세	114

흐름과 움직임

태양 경배 자세	116
신나게 춤추기	120
숙면 취하기	124
색인	126

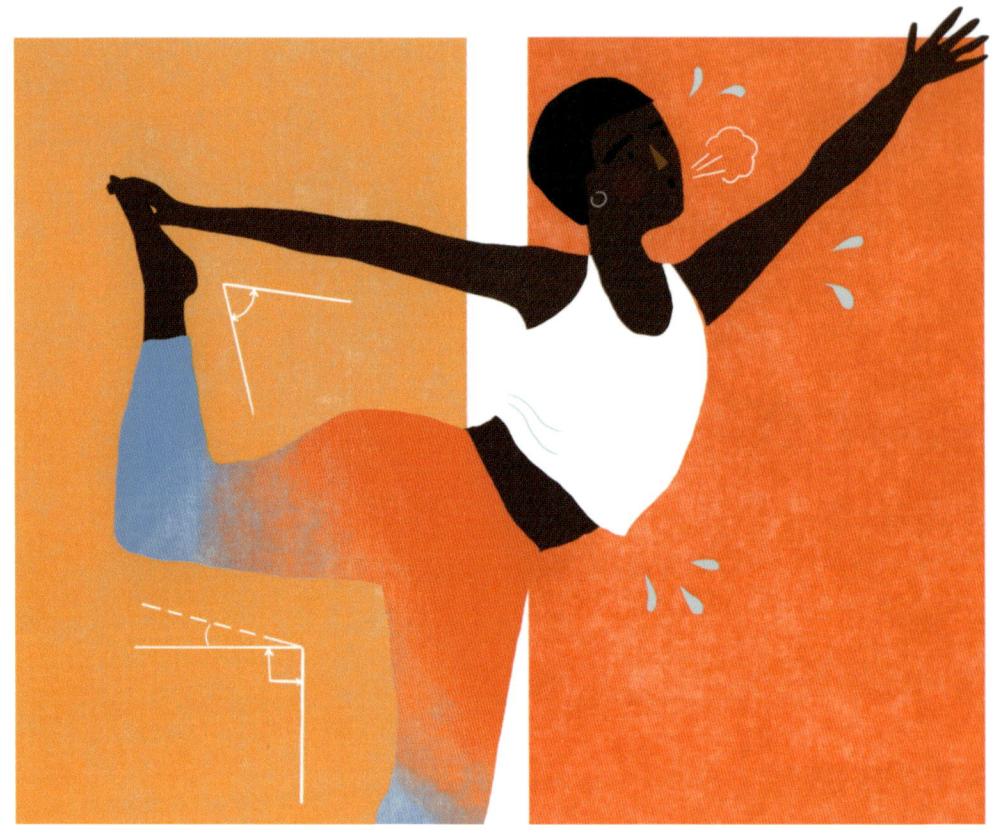

깨달음의 길

요가라는 고대의 수행은 단순히 자세와 호흡법을 넘어서 훨씬 깊은 의미를 지닌다. 여기에서는 요가 수행의 잘 알려지지 않은 몇 가지 측면을 살펴본다.

다운독 자세, 아기 자세, 태양 경배 자세. 전 세계 사람들이 이와 같은 요가 자세와 동작 시퀀스를 즐기고 있다. 심지어 요가를 수련하지 않는 사람들도 그 용어에 익숙할 정도로 대중적이다. 하지만 요가는 단순히 스트레칭, 자세, 호흡법 그 이상의 것이라는 사실을 모든 사람이 아는 것은 아니다. 이 고대의 수행은 깊은 영적 의미를 지닌 생활 방식으로 수행자의 몸과 마음, 그리고 영혼을 다독여준다.

요가의 수행법과 자세를 지칭할 때 사용되는 산스크리트어는 힌두교의 가장 오래된 경전인 『베다』에서 찾아볼 수 있다. 그리고 산스크리트어 명사 '요가'는 '멍에', '연결' 또는 '결합'을 의미한다. 이는 수행자가 신성한 존재와 일체가 되는 상태에 도달하는 것을 목표로 한다는 수행의 본질과 의도를 나타낸다. 즉, 수행자의 의식이 우주의 의식과 하나가 되는 것이다.

오늘날 널리 수행되는 요가는 약 5천 년 전 인도에서 기원한 것으로 알려져 있다. 하지만 요가는 아프리카, 구체적으로는 고대 이집트에도 뿌리를 두고 있다는 증거가 있다.

여기서는 요가의 더 넓고 깊은 의미와 신체적 자세들이 수행에서 차지하는 역할을 탐구한다.

요가 수행의 8단계

요가는 '아쉬탕가'라는 산스크리트 단어에서 유래한 여덟 개의 단계로 구성되어 있다.

1 Yama 야마
주변 대상을 향한 행동에 적용되는 도덕적 계율

* **아힘사** – 비폭력, 해하지 않기. 생각, 말, 행동에서 자신과 타인에게 가하는 해를 최소화하기
* **사트야** – 진실함. 말하기 전에 이것이 사실인지? 친절한지? 꼭 필요한지? 스스로 물어보기
* **아스테야** – 도둑질하지 않기, 탐욕으로부터의 자유. 정직하게 얻지 않은 것을 가져가지 않기
* **브라흐마차리야** – 절제, 쾌락에 과도하게 빠지지 않기
* **아파리그라하** – 무소유, 또는 물질적 욕심으로부터의 자유. 불필요한 물질적 집착 내려놓기

2 Niyama 니야마
이것 역시 도덕적 계율이지만, 개인적인 수준에서 지켜야 할 도덕적 계율

* **사우차** – 몸과 마음, 주변 환경, 주변인을 배려한 청결함과 순수함 유지하기
* **산토샤** – 자족감. 스스로 넉넉하다고 믿고 인생의 여러 축복에 감사하며 살기
* **타파스** – 자기 수양. 수행을 통한 자기 계발. 습관적인 사색과 행동들 끊어내기
* **스바디야야** – 자기탐구. 자신의 행동을 인지하고, 배움을 통한 지혜를 얻는 것에 열려있기
* **이슈바라 프라니다나** – 신성한 존재에게 헌신. 자신보다 높은 무언가에 에너지 바치기. 의심을 버리고 믿음 두기

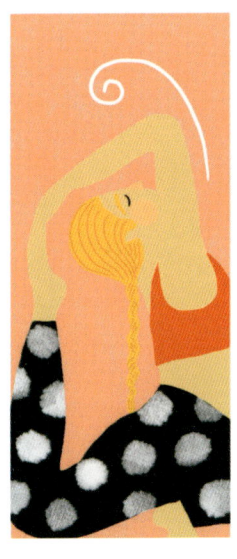 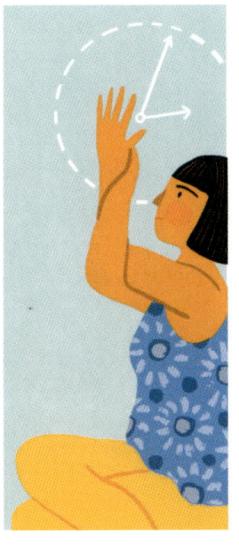 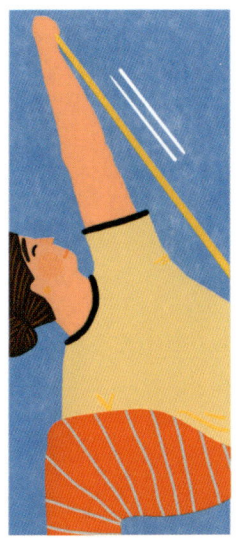 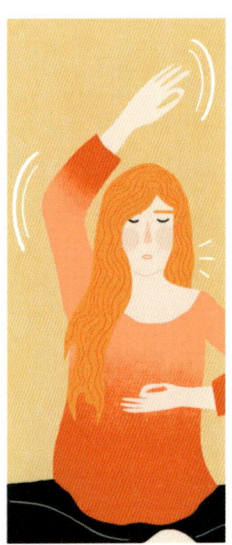

3 Asana 아사나

사람들이 요기 하면 흔히 떠올리는 신체적 수행에 대해 다룬다. 아사나는 산스크리트어로 '자세' 또는 '앉는다'는 뜻을 갖고 있으며 이는 유연성, 힘, 균형을 향상하는 데 도움을 준다. 아사나는 신경을 활성화하고, 장기의 기능과 몸 안의 에너지 흐름을 촉진하도록 설계되었다.

요가의 다양한 자세는 호흡법(아래의 네 번째 단계)과 함께 진행된다. 일반적으로 몸을 펴거나 열 때 숨을 들이마시고, 수축하거나 모을 때 숨을 내쉰다.

이 자세들은 몸 안의 다양한 에너지 시스템과 함께 작용한다. 많은 자세가 동물, 자연, 태양계에 대한 요가적 관찰에서 이름이 붙여지고 고안되었다. 신체적 수행은 통증을 유발하지 않으면서 체내 에너지의 흐름을 도와주는 온화한 탐구가 되어야 한다.

4 Pranayama 프라나야마

이것은 호흡 조절법이다. 산스크리트어에서 프라나는 '생명 에너지'를, 야마는 '조절'을 의미한다. 프라나야마는 신체와 프라나에 산소의 흐름을 증진하도록 설계되었다.

다양한 호흡법은 신체적·정신적으로 강력한 효과를 가져다준다. 예를 들어, 화가 나거나 스트레스를 받을 때의 호흡 방식과 평온하거나 행복할 때 호흡 방식의 차이를 느껴본 적이 있는가? 전자의 상태에서는 호흡이 얕고 빨라지는 경향이 있다. 반대로 후자의 상태에서는 더 깊고 느려지는 경향이 있다. 의식적으로 자신의 호흡과 그 흐름을 인지하는 노력을 해보면 호흡법이 당신의 일상에 미치는 영향을 깨달을 것이고 신체적·정신적 웰빙을 어떻게 관리할 수 있는지 알 수 있을 것이다.

5 Pratyahara 프라티야하라

오감을 멀리하는 것, 즉 감각이 당신의 행동에 영향을 주지 못하도록 하는 것이다. 예를 들어, 밝은 빛과 소리에 의해 주의가 산만해질 때 내면의 잡음을 줄이고, 조용하고 평온한 정신상태에 도달하려고 노력하는 것이다. 이러한 감각의 제어는 마음을 진정시키고 집중하는 데 도움이 된다.

6 Dharana 다라나

산스크리트어로 다라나는 마음의 '집중' 또는 '모음'을 의미한다. 다라나의 수행은 어떤 특정한 지점, 대상, 만트라 또는 작업에 주의를 집중하고 지금 이 순간에 일어나는 일에 완전히 몰입하는 것을 의미한다.

7 Dhyana 디야나

더 깊은 성찰과 명상을 의미한다. 다라나가 한 곳에 집중하는 것을 가르친다면, 디야나는 그 어떤 하나에 집중하지 않고도 명상하는 방법을 가르쳐준다. 이는 주변의 모든 것을 있는 그대로 인식하는 추상적인 명상이다.

8 Samadhi 사마디

요가의 여덟 단계 중 마지막으로, 흔히 '빛나는 마음'이라고 불린다. 이것은 신성한 존재 또는 우주와의 하나 됨 또는 황홀경의 상태로 묘사된다.

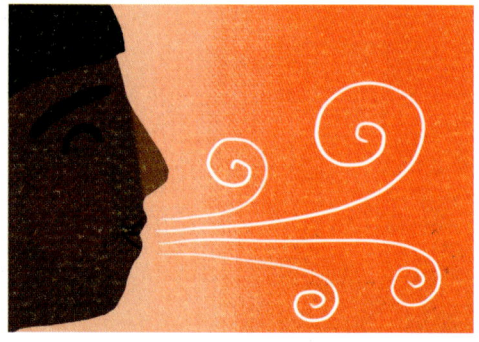

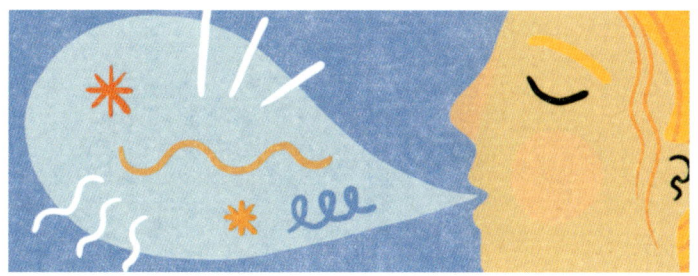

요가의 유형

다음은 요가의 네 가지 중요 요소다.

카르마 – 이기심 없는 봉사의 길을 가르치며, 개인적인 이득이나 명예를 초월한다. 모든 행동은 모두의 더 큰 이익을 위해 하나 되는 마음으로 수행된다.

박티 – 자신이 믿는 신성한 존재에 대한 헌신에 중점을 두며 경 외우기, 노래, 종교의식 등의 형태로 표현한다.

라자 – 명상과 요가의 여덟 단계로 마음을 진정시킨다. 아쉬탕가는 라자 요가의 수행법 중 하나다.

갸나 – 경전 연구와 자기탐구를 하여 통찰력과 자아실현을 추구한다.

위와 같은 간단한 정리에서 알 수 있듯이 요가는 광범위하고 포괄적인 시스템으로 수행자에게 다양하고 유익한 경험을 제공한다. 요가를 탐구하면서 재미를 느끼되, 복잡하거나 고난도 자세를 정복하는 것에 너무 치중하지 않도록 하자. 이러한 신체적 측면은 8단계 중 하나일 뿐이다. 마지막 단계인 사마디는 나머지 7단계 같은 수준의 신경을 써야 달성될 수 있음을 명심하자.

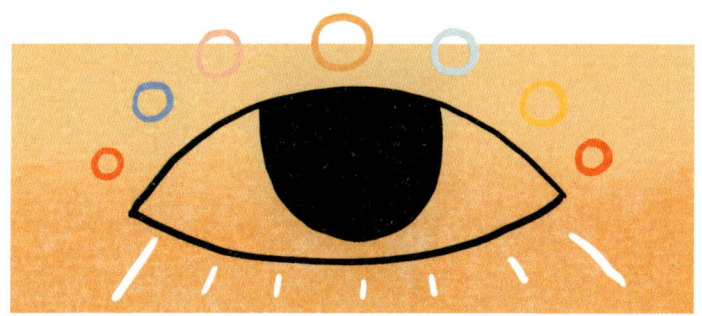

요가 도구 준비하기

요가의 여러 장점 중 하나는 고가의 장비가 많이 필요하지 않다는 것이다.
사실, 대다수의 자세는 편안한 옷과 평평하고 미끄럽지 않은 바닥만 있으면 충분하다.
여기에 몇 가지 기본적이고 저렴한 도구가 있다면 몇몇 자세는 더 수행하기 쉬워질 수 있다.
여기에서는 필수적인 도구를 다룰 것이다.

매트

요가라고 하면 흔히 긴 직사각형 매트에서 전사 자세 I(38페이지 참조)을 연습하는 요기의 모습이 떠오른다. 전통적으로 요기는 딱딱하고 평평한 바닥에서 맨발로 연습해왔지만, 쿠션감과 안전을 위해 미끄럼 방지 매트 사용을 권장한다. 대부분의 매트는 PVC, 폼, 또는 여러 소재가 혼합된 재질로 만들어지지만, 환경친화적인 재료인 황마나 면으로 만든 매트도 있다. 매트는 항상 평평하고 고른 표면에 안정적으로 위치시켜 미끄러지지 않도록 해야 한다.

블록

블록은 직사각형 모양으로 플라스틱, PVC, 폼, 나무, 환경친화적인 코르크 등의 재료로 만들어지며, 사용자의 동작 범위를 확장하거나(예: 서 있는 전굴 자세, 24페이지 참조) 이마를 편안하게 지탱하거나(예: 아기 자세, 108페이지 참조) 나비 자세(46페이지 참조) 같은 앉은 자세에서 엉덩이를 올리는 데 사용된다. 다양한 크기가 있으므로 구매하기 전에 동료 요기의 블록을 빌려서 써보는 것이 좋다.

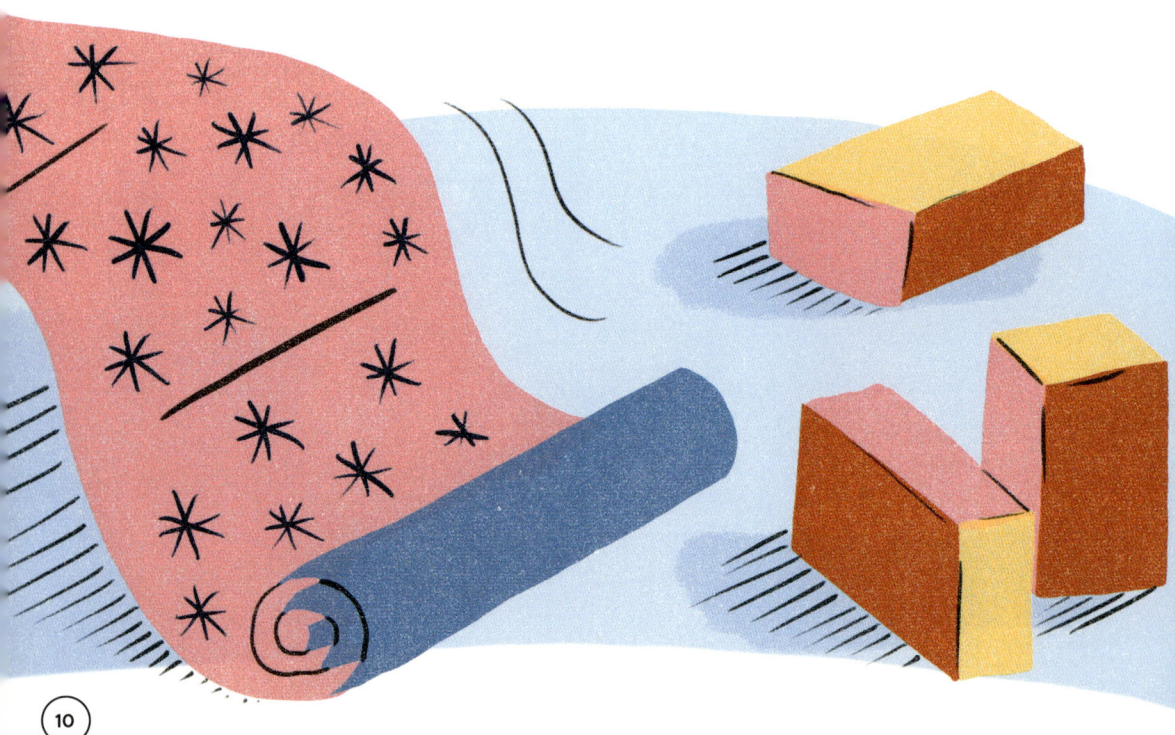

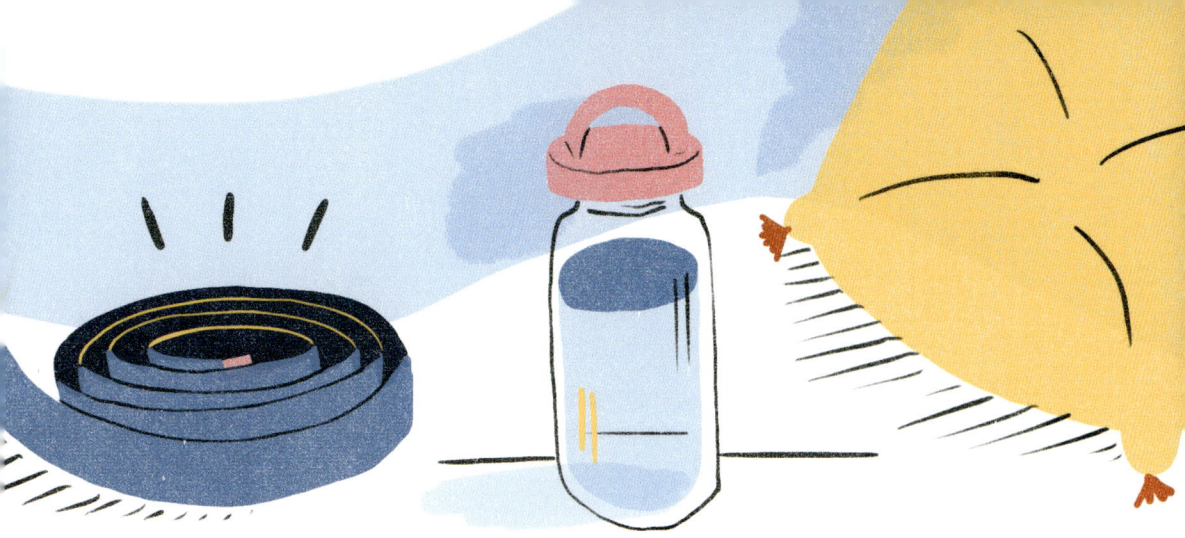

스트랩
대체로 삼이나 면으로 만들어지며, 앉은 전굴 자세(52페이지 참조) 같은 동작에서 손이 더 멀리 닿게 하는 데 도움을 준다.

쿠션
어떤 모양이나 크기도 상관없으며(베개나 볼스터도 가능) 사용하기에 편안하게 느껴지고 누운 나비 자세(68페이지 참조)나 송장 자세(114페이지 참조) 같은 이완 동작을 편안하게 유지할 수 있는 것을 선택한다.

수건
집에서 연습할 때는 핸드타월이나 적당한 크기의 면 소재 땀수건을 사용하는 것이 좋다. 자세를 바꿀 때 매트에 남아 있는 땀을 닦아내어 수행을 쾌적하고 안전하게 만들어줄 것이다.

물
모든 운동은 수분을 유지하는 것이 중요하며, 요가도 예외가 아니다. 특히 더운 날씨나 온도 조절이 어려운 방에서 연습할 때는 갈증을 느끼기 전에 물을 충분히 보충해야 한다.

스웨트탑 또는 작은 담요
이완하는 동작(예: 벽에 다리 올리기 자세, 112페이지 참조)과 호흡 연습(예: 박스 호흡, 104페이지 참조)은 몸과 마음, 정신에 모두 이롭다. 이를 최대한으로 활용하려면 수행 장소의 온도가 너무 높거나 춥지 않도록 해야 한다. 방이 약간 춥다면 스웨트탑을 입는 것이 이상적이다.

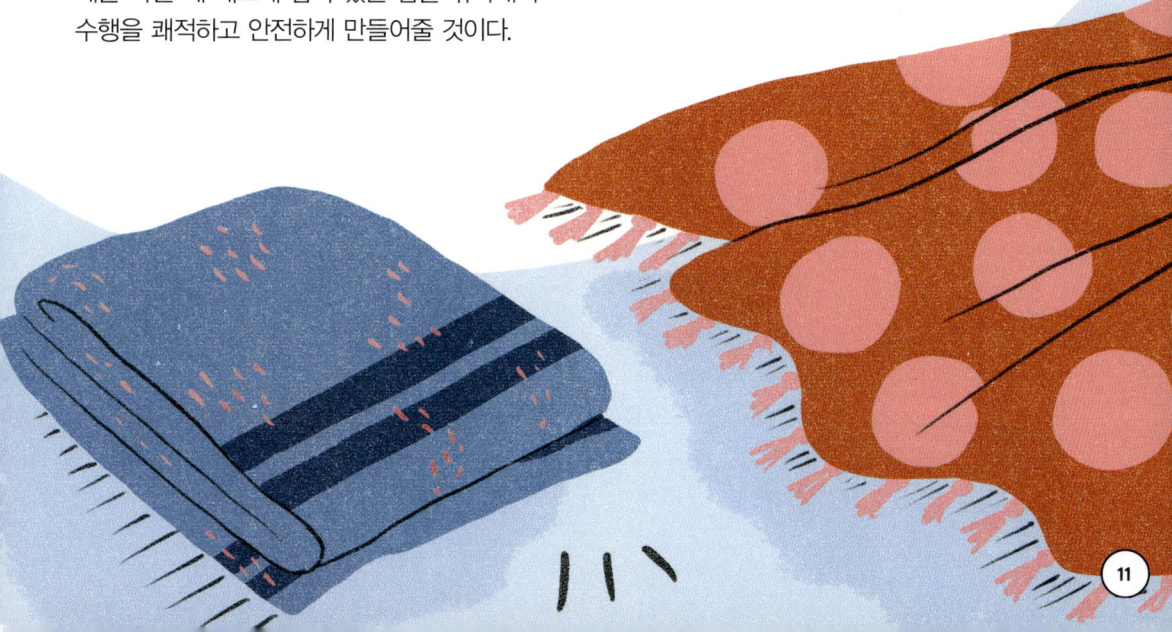

안전하게 수련하는 법

신체적 수련은 요가 철학의 일부일 뿐이지만, 이에 부드럽고 주의 깊은 마음가짐으로 안전하게 접근해야 한다. 중요한 것은 과정이지 최종 목적지가 아니다. 사람마다 신체 구조가 다르고 유연성의 정도도 다르므로 자신에게 맞는 것에 집중해야 한다. 여기서는 안전하고 조심스러운 수련을 위한 몇 가지 팁을 소개한다. 일반적으로 대부분의 자세는 몸의 오른쪽부터 시작한다.

* **공복 상태에서 수련하기**
아침 식사 전이나 늦은 저녁, 또는 가벼운 점심이나 저녁 식사 후 최소 2시간 정도 지나고 나서 하는 것이 좋다.

* **몸에 무리 주지 않기**
몸이 불편해지는 수준을 넘지 말고, 과하게 스트레칭하거나 비틀지 말아야 한다. 요가는 통증을 유발해서는 안 된다.

* **일정한 루틴 유지하기**
예를 들어, 일주일에 한 번 토요일 아침마다 30분씩 하거나 일주일에 세 번 화요일, 목요일, 일요일 저녁에 15~20분씩 할 수도 있다. 자신에게 맞는 루틴을 찾되, 하루를 놓쳤다고 해서 자신을 원망하지 말자. 때로는 모든 것을 소화하기 힘든 날도 있다. 수행은 잠시 쉬어가도 괜찮으며, 적절한 시점에 다시 시작하면 된다.

* **허리에 특별히 주의하기**
사람마다 허리의 건강 상태가 다르고 각자의 약한 부위가 있다. 불편하거나 아픈 자세로 허리를 억지로 밀어 넣지 말아야 한다.

* **균형 잡는 자세 주의하기**
동작은 벽 옆에서 연습하여 균형 잡는 데 도움을 받는 것이 좋다.

* **필요에 따른 도구와 장비 활용하기**
안전하게 수련하기 위해 필요한 도구와 장비를 사용하는 것을 두려워하지 말자.

* **조용하고 차분한 공간 만들기**
방해받지 않는 차분하고 조용한 공간에서 연습하는 것이 좋다.

* **적절한 온도의 공간 선택하기**
너무 덥거나 춥지 않은 방에서 연습해야 한다. 따뜻한 날씨에 야외에서 연습할 때는 직사광선을 피해야 한다.

* **꾸준히 호흡하기**
자세를 취하는 동안 꾸준히 호흡하고, 표정을 편안하게 유지하는 것이 중요하다.

* **천천히 그리고 확실하게 실력 쌓기**
초보자 자세부터 시작하여 안전하고 편안하다고 느낄 때만 다음 자세로 나아가도록 한다.

※ 대칭되는 동작 포함하기
동작들은 양쪽 방향으로 수행해줘야 한다. 예를 들어, 뒤로 젖히는 자세를 연습한 후에는 부드럽게 앞으로 숙이는 자세를 추가해주자.

※ 피곤함을 느끼면 멈추기
어지러움, 통증, 메스꺼움이 느껴지거나 숨이 가쁘다면 즉시 멈추어야 한다. 요가의 목적은 자신을 지치게 하거나 다치게 하는 것이 아니라 수행 과정을 즐기는 데 있다.

※ 여성 수련자를 위한 조언
요가 중 심호흡은 근육으로 산소가 순환되는 것을 도와 생리통을 완화하는 데 도움이 될 수 있다. 생리 중에는 에너지 흐름의 방향에 따라 신체를 정렬하는 것이 좋다. 따라서 생리 중에는 자궁이 공중에 뜨거나 물구나무서기 자세를 피해야 한다.

※ 임신 중 요가에 대한 조언
임신 중에 요가를 시작하는 것은 권장하지 않는다. 이미 수업에 참석하고 있다면 강사에게 알리도록 하자. 집에서 수련할 때는 복부를 압박하는 자세를 취하지 않도록 주의해야 하며, 절대 피로하거나 숨이 차서는 안 된다. 이 책에 소개된 자세 중 복부를 압박하거나 심하게 비트는 동작, 등을 평평하게 대고 눕는 자세, 복부를 바닥에 대고 엎드리는 자세, 뒤로 젖히는 자세, 윗몸 일으키기, 물구나무서기 등의 자세는 시도하지 말아야 한다. 의사와 상담하는 것을 권장한다.

※ 건강 상태나 부상에 대한 주의
질병이나 부상을 악화시킬 가능성이 있을 경우에는 수련을 시도하지 말아야 한다. 의심이 들면 먼저 의료 전문가와 상담하도록 하자.

※ 어린 수련자는 항상 지도하에 수행하도록 하자.

※ 전문 강사에게 지도 받기
가능하다면 자격을 갖춘 배려심 있는 요가 강사의 수업에 참여하자. 강사는 신체 수련을 지도해줄 뿐만 아니라 요가의 더 넓은 영적 이로움에 대한 이해를 높이는 데 도움을 줄 것이다.

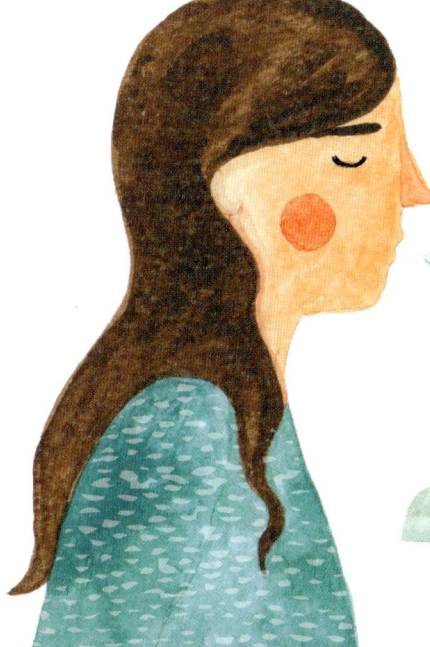

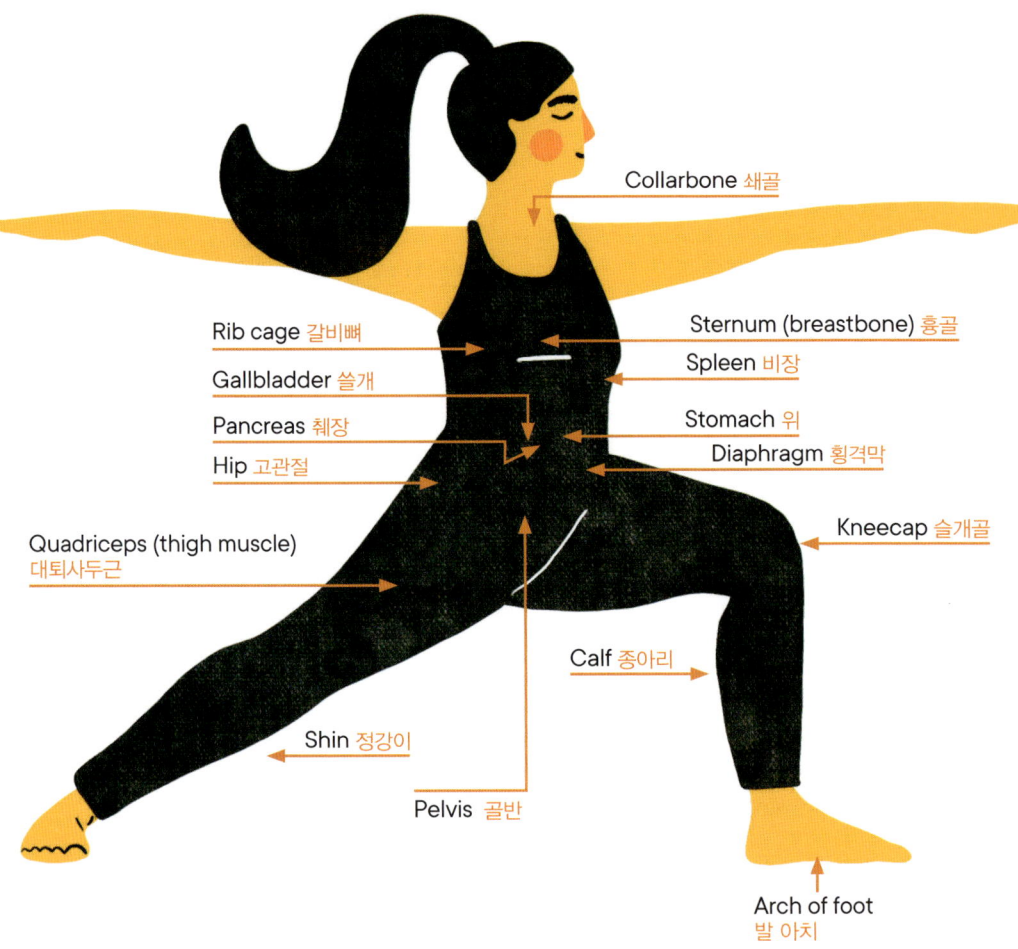

혼연일체

몸을 건강하고 자신감 있게 유지하는 방법을 알면 수행을 최대한으로 활용할 수 있다.

요가 철학이 우주와의 합일과 일치를 목표로 하는 것처럼(6페이지 참조), 아사나는 몸의 각 부분(팔다리, 장기, 관절, 근육, 세포, 피부, 호흡)이 동작 속에서 어떻게 맞물리고 정렬되는지 고민해야 마땅하다.

해부학에 대한 이해도 물론 중요하지만 (위 이미지 참조), 만족스럽고 유익한 수행의 핵심은 각 동작에서 몸의 정렬을 의식하는 데 있다. 이는 각 자세의 효과를 향상하고 부상의 위험을 줄인다.

일반적으로 관절들은 수직 방향, 일직선으로 정렬하는 것이 원칙이다. 이러한 정렬은 내장 기관의 자연스러운 형태와 배치를 유지함으로써 신체의 균형을 가져오고, 더 깊은 호흡을 위한 내부 공간을 만들어 에너지 흐름을 증가시키며, 마음을 진정시키는 데 도움을 준다.

정렬은 기저부에서 시작되므로 바닥에 발을 단단히 딛고 골반, 어깨, 팔을 정렬해야 한다. 예를 들어, 산 자세(22페이지 참조)에서는 수직으로, 전사 자세 II(위 이미지 및 40페이

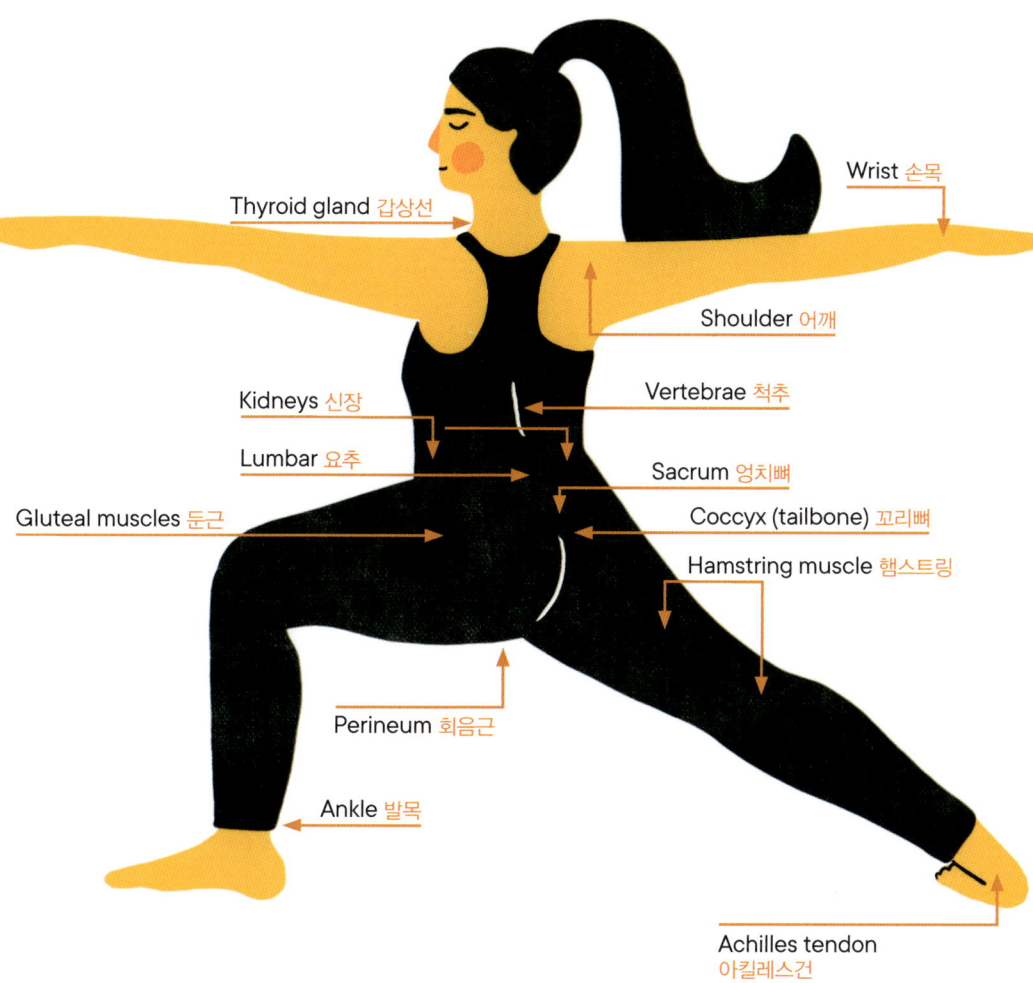

지 참조)나 삼각 자세(26페이지 참조)에서는 수평으로 정렬한다.

각 동작에서 언급된 근육을 의도적으로 활성화하면서 코어에 주의를 기울이고, 어깨를 빼면서 머리를 목과 정렬시키고 호흡에 집중해야 한다.

또한, 당연히 유연하다고 생각되는 부위더라도 과도하게 사용하지 않도록 한다. 예를 들어, 선 전굴 자세(24페이지 참조)에서는 골반을 구부려서 등을 곧게 유지하려고 노력해야 한다.

완전한 정렬은 균형도 요구하므로 동작들은 항상 양방향으로 수행해야 한다. 예를 들어, 태양 경배 자세(116페이지 참조)에서 오른쪽 다리로 시작했다면 왼쪽도 같은 순서를 반복해야 한다.

수행을 하여 이러한 인식을 발전시키고, 동작에 흐름을 더하여 호흡을 조절하며, 내면의 평온을 찾는 것이 가능해진다. 또한 표정을 편안하게 유지하고 미소 짓는 것도 더 쉬워질 것이다.

시작과 끝은 호흡으로

우리는 태어날 때부터 자연스럽게 깊은 호흡을 한다. 잠자는 아기를 보면, 그 숨이 깊어서 배 안쪽까지 도달하는 것을 알 수 있다. 호흡할 때 숨이 배 안쪽까지 도달하여 배가 오르내리는 모습을 명확히 볼 수 있다. 그러나 이러한 호흡 패턴은 성장하면서 변화하여 성인의 경우 폐 용량의 20%만 사용한다고 한다. 다행히 우리는 이를 개선할 수 있다. 의도적으로 호흡에 주의를 기울임으로써 깊은 호흡을 다시 확립할 수 있는데, 이는 요가 연습뿐만 아니라 일상생활에도 유익하다.

의식적으로 호흡을 수행하는 방법

1. 바닥에 등을 대고 눕는다. 몸 옆에 팔을 편안하게 두고 손바닥이 위를 향하도록 하며, 다리는 자연스럽게 벌린다.

2. 눈을 감고 몸과 마음을 안정시키며 몇 분간 편안하게 시간을 보낸다. 코로 부드럽고 고르게 들이쉬고 내쉬는 숨을 이어간다.

3. 들이쉬는 호흡보다 내쉬는 호흡을 두 배 길게 하는 1:2 비율의 의식적인 호흡을 연습한다. 이는 숨을 들이쉬는 시간보다 내쉬는 시간을 두 배로 늘리는 것을 의미한다.

4. 코로 약 3초 동안 숨을 깊이 들이쉬며, 숨이 배까지 도달하게 한다. 숨을 들이쉬는 동안 배가 숨으로 확장되도록 한다. 한 손은 가슴에 다른 손은 배에 올려 숨을 들이쉬고 내쉬는 동안 오르내림을 느끼는 것도 도움이 될 수 있다.

5. 숨을 들이쉬고 나서 약 2초 동안 숨을 멈춘다. 그런 다음 약 6초 동안 천천히 숨을 내쉰다. 이 호흡 패턴을 3~5분간 반복하며, 연습 후 몸과 마음이 어떠한지 느껴본다. 연습 후 더 평온하고 편안한 느낌이 들 수도 있다.

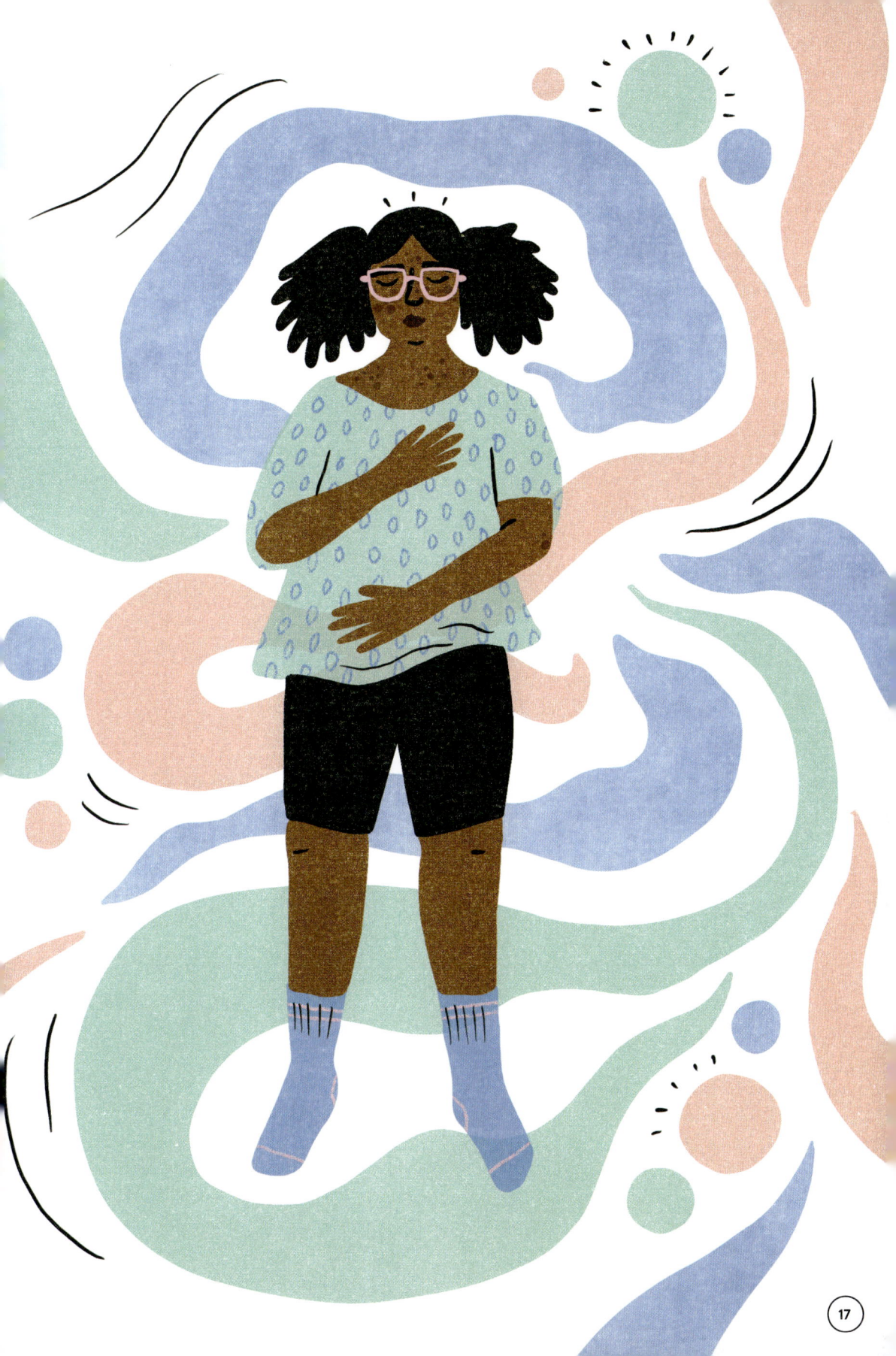

필수 워밍업

어떤 운동이든 시작 전에 준비운동을 해주는 것이 좋다. 이는 요가 자세를 연습할 때나, 달리기를 할 때도 마찬가지다. 가벼운 워밍업은 혈액순환을 증진시키고 근육과 관절을 풀어주어 더 유연하게 만들어 부상의 위험을 줄여준다. 워밍업 동안 호흡을 잘 활용하면 근육에 산소와 혈류 공급을 촉진하여 효율적으로 움직일 수 있다. 워밍업 운동과 루틴은 아주 다양하지만, 여기서는 부드러운 동작으로 들어가기 전에 사용할 수 있는 기본 워밍업 방법을 소개한다.

워밍업 수행 방법

1. 바닥에 등을 대고 눕는다. 송장 자세(114페이지 참조)로 팔을 몸 옆에 느슨하게 두고 손바닥은 위로 향하게 한다. 발은 부드럽게 바깥쪽으로 기울게 놓는다. 이 자세에서 숨을 몇 차례 깊게 내쉬며 호흡과 심신이 연결되는 시간을 가진다. 코로 깊이 숨을 들이쉬어 배까지 내려보내고, 천천히 코로 숨을 내쉰다. 숨을 들이쉬면서 팔을 머리 위로 올려 뒤쪽으로 뻗는다. 동시에 발가락은 최대한 앞으로 뻗는다. 마치 팔과 다리가 서로 반대 방향으로 당겨지는 듯한 느낌을 상상한다.

2. 숨을 들이쉬며 오른쪽 무릎을 천천히 가슴 쪽으로 가져온다. 두 팔로 무릎을 감싸 안고 숨을 들이쉰다. 그런 다음 머리를 무릎 쪽으로 가져가며 가능하다면 입술이 무릎에 닿도록 한다.

3. 숨을 내쉬면서 머리를 천천히 바닥으로 내린다. 오른손으로 오른발의 발가락이나 발목을 잡고 다리를 천장 방향으로 곧게 뻗는다. 다리 뒤쪽의 당겨짐을 느낀다(만약 무릎을 살짝 구부리는 것이 더 편하다면 그렇게 해도 괜찮다. 또는 손으로 오른쪽 허벅지 뒤를 감싸도 된다). 이 자세를 잠시 유지한 후 천천히 다리를 풀고 바닥으로 내린다. 왼쪽 다리도 같은 동작을 해준다.

4. 두 무릎을 구부려 가슴 쪽으로 가져오고 두 팔로 무릎을 감싸 안는다. 가볍게 몸을 앞뒤로 흔들며 천천히 책상다리 자세로 가져온다.

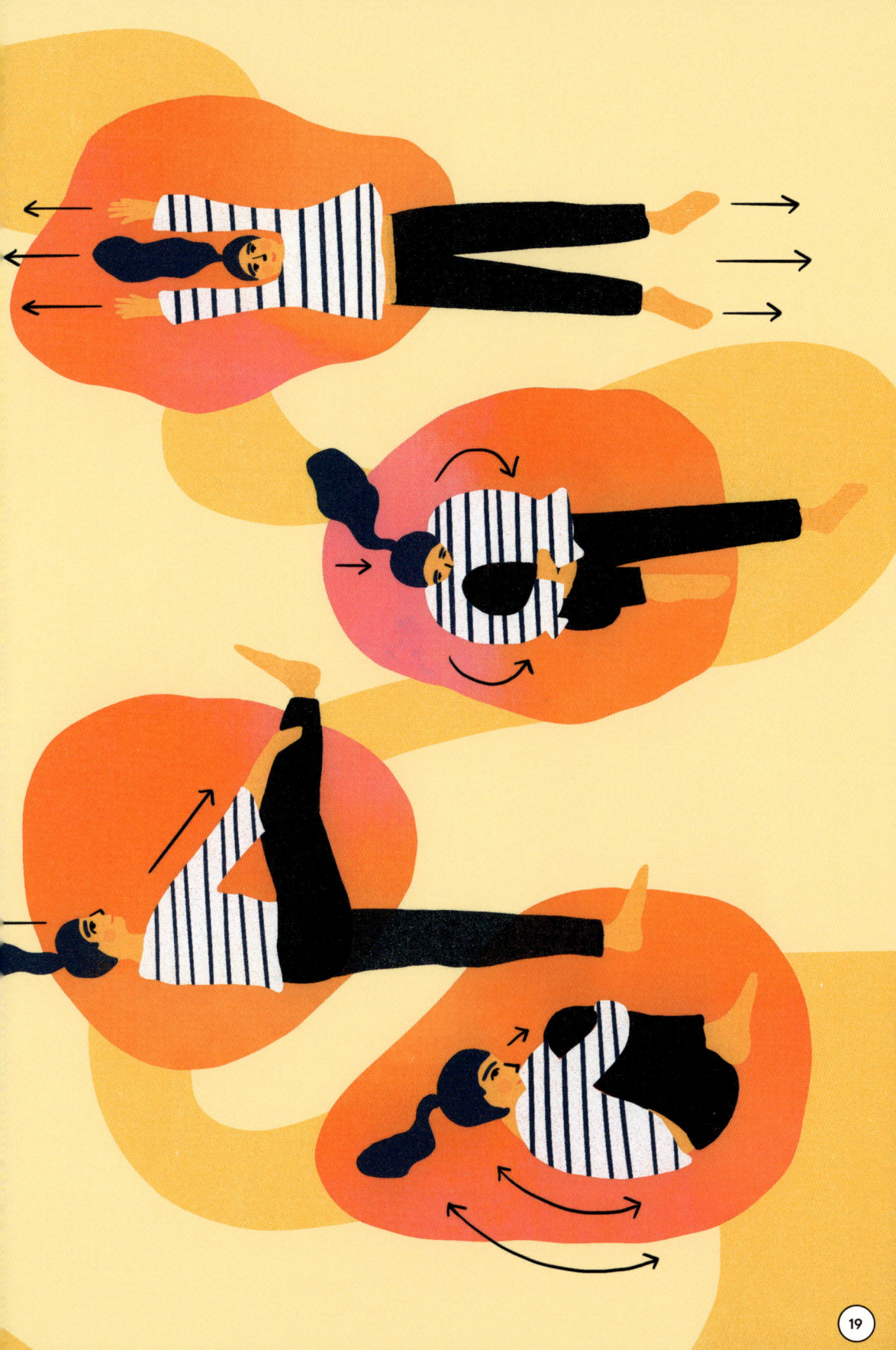

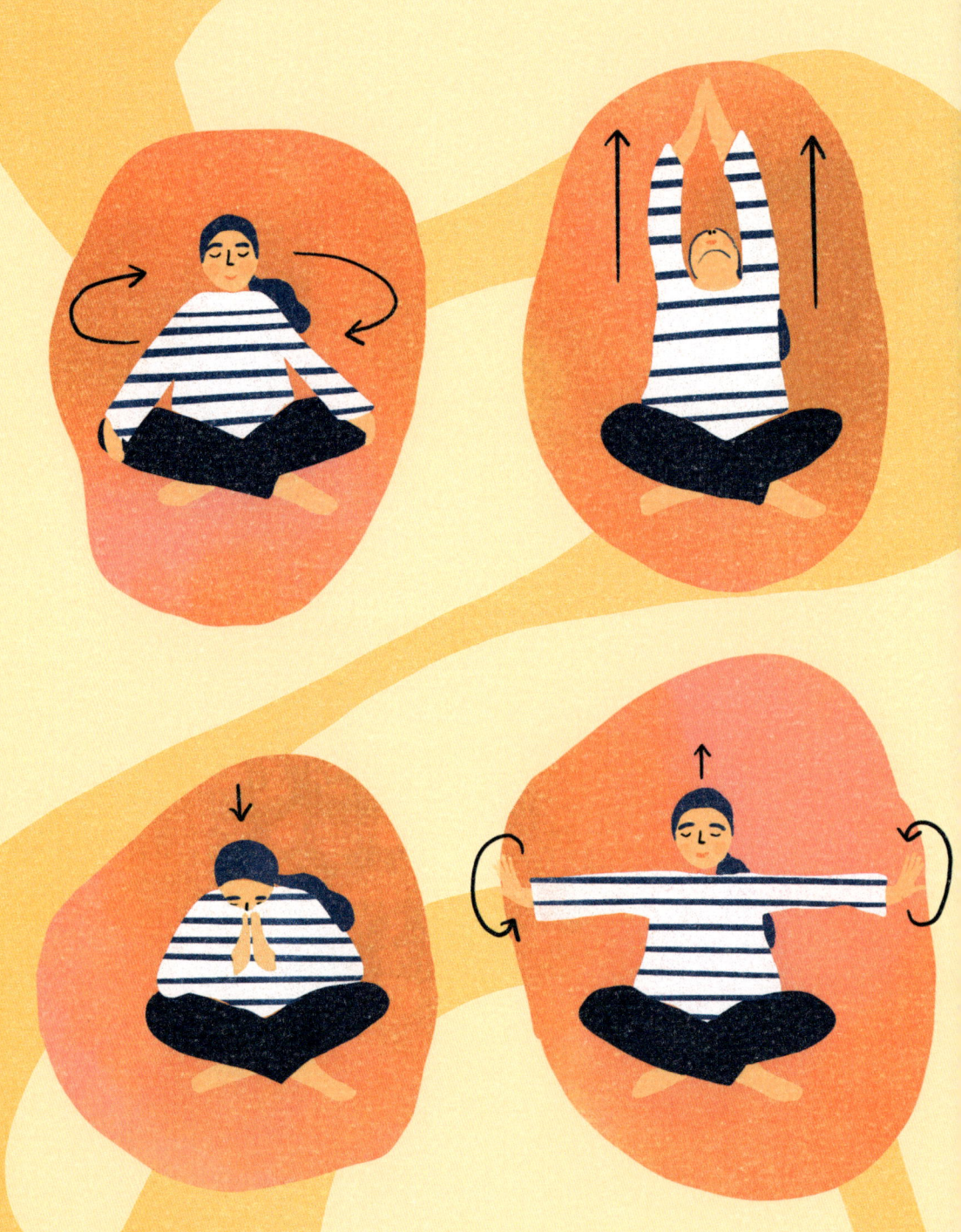

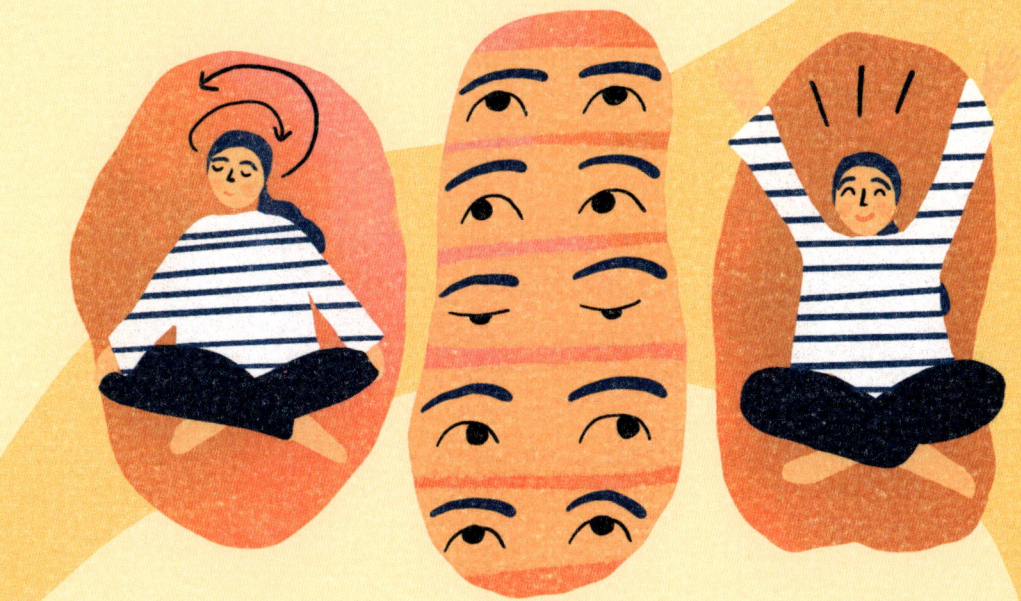

5. 무릎 위에 손을 올린다. 숨을 들이쉬면서 골반에서부터 상체를 앞으로 뻗어 시계 방향으로 원을 그리기 시작한다. 원이 뒤쪽으로 확장될 때 숨을 내쉰다. 이 동작을 5회 반복한다. 그런 다음 반시계 방향으로 같은 동작을 반복한다. 항상 골반에서 움직임을 시작하도록 주의한다. 마지막에는 중심으로 돌아와 등을 곧게 펴고 바르게 앉는다.

6. 손을 가슴으로 모아 기도 자세를 취한다 (팔꿈치는 가슴 바깥으로 향하고 손바닥은 부드럽게 맞대며 손가락은 위를 향하게 한다). 숨을 들이쉬며 손을 천장 방향으로 올리고 손바닥은 맞댄 상태를 유지한다. 손을 따라 시선을 위로 향하게 한다. 숨을 내쉬며 손을 다시 가슴으로 내린다. 가슴을 앞으로 내밀고 머리와 턱을 가슴 쪽으로 당긴다. 이 동작을 5회 반복한다.

7. 손을 어깨 높이에서 양옆으로 뻗는다. 손목을 시계 방향으로 부드럽게 세 번 회전하고, 반시계 방향으로 세 번 회전한다. 그런 다음 손목을 위아래로 부드럽게 세 번 굽혔다 폈다 한다. 오른팔을 어깨 높이로 뻗고 손을 아래로 향하게 하여(손바닥이 자신 쪽을 향하게) 숨을 들이쉬며 유지한다. 그런 다음 손을 위로 돌려 손가락이 천장을 향하게 하고(손바닥이 바깥쪽을 향하게) 숨을 내쉰다. 필요하다면 반대 손으로 스트레칭 된 손목을 부드럽게 고정한다. 왼쪽 손목도 이 동작을 반복한다.

8. 손을 무릎 위에 놓고 천천히 머리를 작은 원을 그리듯 세 번 돌린다. 먼저 시계 방향으로, 그 다음 반시계 방향으로 돌린다.

9. 정면을 바라본 상태에서 눈동자를 가볍게 아래위로 굴린다. 시선을 위, 오른쪽, 아래, 왼쪽으로 움직인 후 다시 위로 향하게 한다. 반대 방향으로 같은 동작을 반복한다.

10. 이러한 워밍업 동작은 신체를 부드럽게 풀어주고, 근육과 관절을 유연하게 만들어 부상 위험을 줄이는 데 도움을 준다. 마음이 더욱 편안해지고 안정될 것이다.

산 자세

타다사나(Tadasana)

산 자세는 단순히 가만히 서 있는 것처럼 보일 수 있지만 실제로는 많은 것이 이루어지는 자세로서 모든 서 있는 자세와 시퀀스의 기초가 된다. 이 자세는 편안하게 오랜 시간 유지할 수 있어야 하며, 강하고 안정적인 동작의 기반을 만들어줘야 한다. 또한, 관절이 서로 수직으로 정렬되는 방법(14페이지 참조)을 염두에 두면서 몸의 중심을 찾아주는 데 매우 효과적이다. 특히, 손의 위치를 몸의 전체적인 부분과 올바르게 정렬하는 데 매우 유용하다.

자세 수행 방법

1. 발은 골반 너비로 벌리고 선다. 발가락은 앞을 향하고, 무릎도 발목과 정렬해 앞을 향하게 한다.

2. 발이 땅과 단단히 연결되는 느낌을 상상하면서 자세가 무너지지 않도록 주의한다.

3. 무릎을 부드럽게 유지하며, 무릎 뒤쪽이 살짝 열리는 느낌을 상상하면서 다리 전체를 위아래로 늘리는 느낌을 만든다.

4. 팔은 몸 옆에 자연스럽고 가볍게 내린다. 이때 이두근과 엄지는 앞을 향하고, 손바닥은 허벅지를 향한다.

5. 발바닥에서 정수리까지 몸을 관통하는 실이 있다고 상상한다.

6. 이 실이 상체를 가볍게 들어 올려 허리부터 위로 부드럽게 늘어나는 느낌을 만든다.

7. 몸의 위치를 주의 깊게 인식하면서도 긴장감을 풀고 차분한 호흡의 리듬에 몸을 맡긴다. 최소 1분간 이 자세를 유지하며, 안정감과 평온함을 느껴본다.

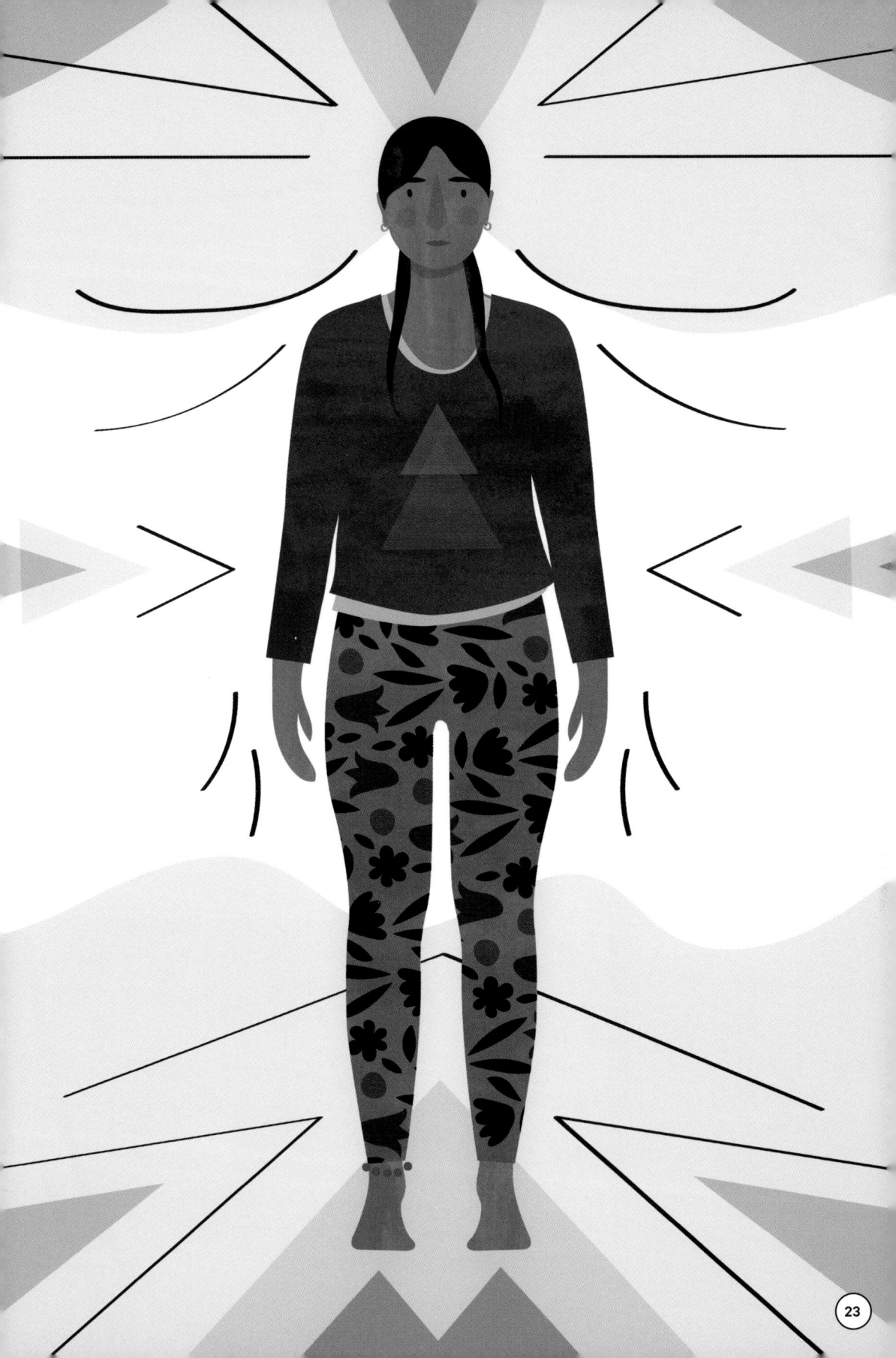

선 전굴 자세

웃타나사나(Uttanasana)

선 전굴 자세는 내부 긴장을 풀어주며, 스트레스를 해소하고 이완하는 데 효과적인 요가 자세로 알려져 있다. 이 자세는 햄스트링을 길게 늘이고 등을 스트레칭하며 척추뼈의 압박과 긴장을 완화한다. 또한, 마음을 진정시키고 몸에 활력을 불어넣는다.

자세 수행 방법

1. 발을 골반 너비로 벌리고 서서 몸을 똑바로 세운다. 발, 무릎, 골반을 정렬하여 앞을 향하게 한다. 정수리를 천장 방향으로 들어 올리는 느낌으로 어깨를 뒤로 떨어뜨리면서 가슴을 앞으로 열어준다. 몇 차례 깊게 호흡하며 동작을 준비한다.

2. 숨을 들이쉬며 두 팔을 머리 위로 들어 올려 손바닥이 마주보도록 한다. 몇 차례 깊게 호흡하며 숨을 들이쉴 때마다 척추를 위로 길게 늘이는 느낌을 만든다.

3. 숨을 내쉬며 엉덩이에서부터 상체를 앞으로 접는다(허리가 아닌 골반으로 움직인다). 등을 곧게 유지하며 상체를 바닥 쪽으로 부드럽게 내려놓는다. 무릎은 무리하게 펴지 말고 부드럽게 유지한다. 손바닥을 발 옆 바닥에 내려놓는다(등을 곧게 유지하기 위해 무릎을 구부려도 괜찮다. 요가 블록 위에 손을 올리는 것도 가능하다).

4. 이 자세를 유지하며 몇 차례 깊게 호흡한다. 척추뼈가 아래로 확장되고 머리와 목을 부드럽게 땅을 향해 늘어뜨리는 느낌을 찾는다.

5. 숨을 들이쉬며 다리에 힘을 싣고, 엉덩이에서부터 상체를 천천히 들어 올린다. 척추뼈를 하나씩 세워가며 천천히 일어나고, 머리는 마지막에 들어 올린다. 팔은 원을 그리며 올라와 몸통 옆에 자연스럽게 내려놓는다.

6. 몇 차례 깊게 호흡하며 긴장이 풀린 느낌과 몸 안에 새롭게 생긴 공간감, 혹은 마음의 평온함을 느껴본다.

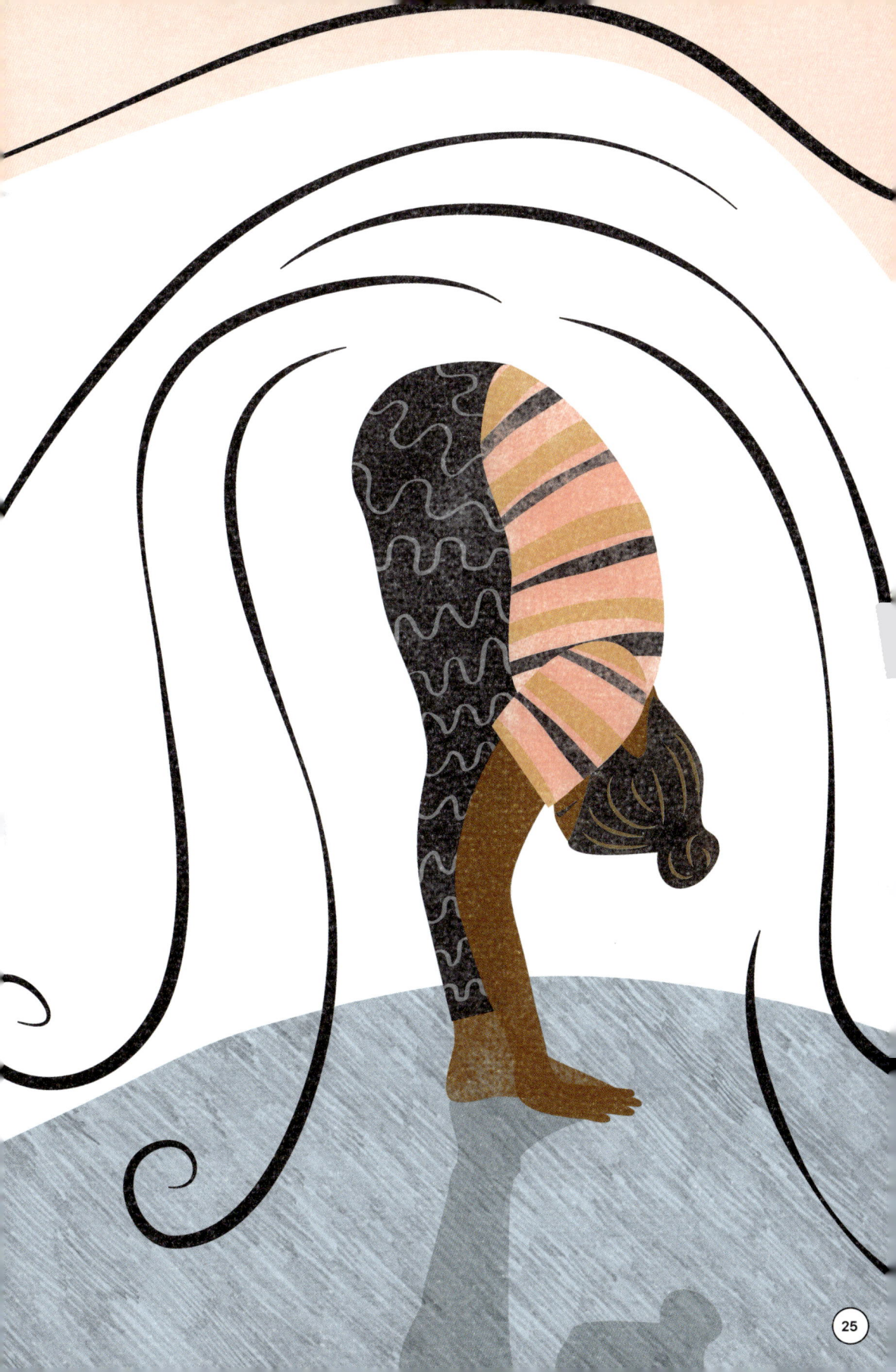

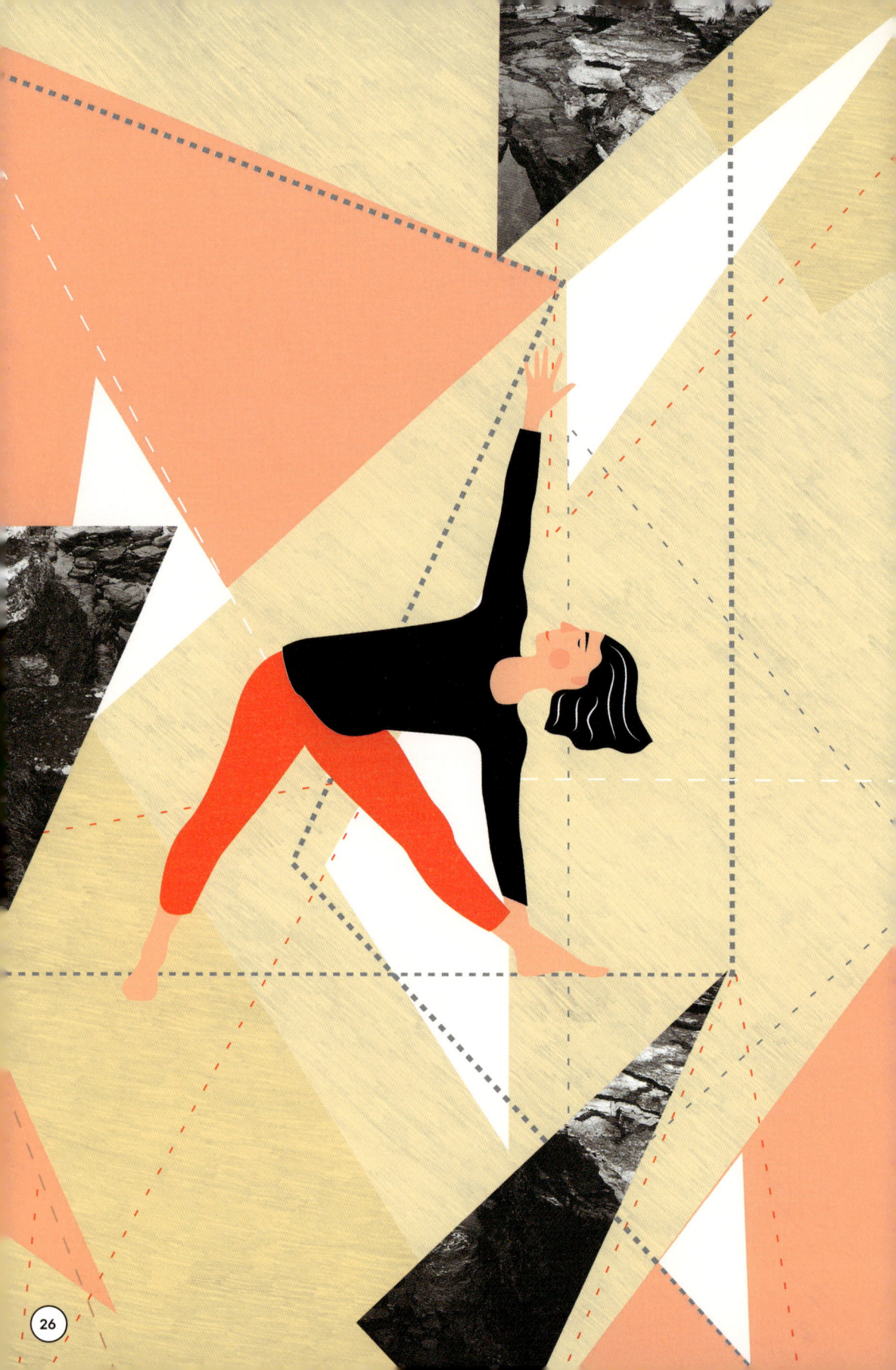

삼각 자세

트리코나사나(Trikonasana)

삼각형은 힘이 세 변에 균등하게 분산되기 때문에 기하학적으로 가장 튼튼한 형태로 여겨진다. 요가의 삼각 자세에서도 그 특성이 나타난다. 이 자세는 코어 근력을 강화하고 다리, 골반, 상체의 유연성과 지구력을 키우는 데 효과적이다.

자세 수행 방법

1. 발은 골반 너비로 벌리고 똑바로 선다. 몇 차례 깊게 호흡하며 자세를 준비한다.

2. 숨을 내쉬면서 양발을 옆으로 넓게 벌린다. 양팔을 어깨 높이로 들어 올려 바닥과 평행하게 뻗고 손바닥은 아래를 향하게 한다. 전사 자세 II(40페이지 참조)에 나오듯이 바깥 방향으로 손끝까지 뻗어서 팔을 펴준다. 이때 발목이 양팔의 손목 아래에 위치하도록 발 간격을 조정한다.

3. 상체를 들어 올려 가슴을 펴고 허리 양쪽과 목을 길게 편다.

4. 왼쪽 다리를 골반 바깥쪽으로 돌려 발이 몸과 90°가 되게 한다. 오른발의 발가락은 살짝 안쪽으로 돌린다.

5. 숨을 내쉬며 왼쪽으로 기울여 왼쪽 고관절을 부드럽게 접는다. 왼팔을 아래로 내려 왼손을 왼발 바깥쪽 바닥에 놓는다. 바닥에 손을 짚기 어려운 경우 정강이, 발목, 또는 요가 블록 위에 손을 올려놓는다. 자신에게 가장 편안한 위치를 선택한다.

6. 오른팔을 천장 방향으로 곧게 뻗어 어깨와 일직선을 이루게 한다. 손바닥은 앞으로 향하고 가슴과 어깨를 넓게 연다. 이때 양팔은 일직선이 되어있을 것이다.

7. 목을 길게 늘여서 오른손 또는 정면 중 편한 쪽에 시선을 둔다.

8. 몇 차례 깊게 호흡하며 몸의 양쪽 길이를 유지하고 왼쪽으로 몸이 굽지 않도록 주의한다.

9. 숨을 들이쉬며 다리에 힘을 주고 상체를 다시 세워 팔을 바닥과 평행한 위치로 되돌린다. 발을 모으고 팔을 몸 옆으로 내린다.

10. 몇 차례 호흡하며 자세를 정리한 후, 이번에는 오른쪽 다리로 동작을 시작하여 반대 방향으로 반복한다.

다리를 벌린 전굴 자세

프라사리타 파도타나사나(Prasarita padottanasana)

다리를 벌린 전굴 자세는 다리, 골반, 허리, 척추, 복부, 가슴을 강화한다. 이 자세는 다섯 가지 요소를 갖고 있다. '벌리다'라는 의미의 프라사리타, '발' 또는 '다리'를 의미하는 파다, '강력하게'라는 의미의 우트, '스트레칭'을 의미하는 탄, '자세'를 의미하는 아사나. 이 자세는 긴장을 풀어주고 마음을 진정시키는 데 효과적인 스트레칭이다.

자세 수행 방법

1. 머리와 상체를 위로 들어 올리고 전방을 향하며, 산 자세(22페이지 참조)와 같이 손은 몸 옆에 둔다. 몇 차례 호흡하며 몸의 중심을 잡고 안정감을 느낀다.

2. 팔을 어깨 높이로 들어 올려 바닥과 평행하게 뻗는다. 손바닥은 아래를 향하게 한다(전사 자세 II, 40페이지 참조). 숨을 들이쉬며 발을 넓게 벌린다. 손목 아래에 발목이 위치하도록 간격을 조정한다.

3. 손을 골반에 얹고 엄지발가락과 발바닥 앞면에 힘을 주어 접지를 강화한다. 숨을 들이쉬며 가슴을 들어 올리고 어깨뼈를 뒤로 굴려 내리며 가슴을 연다. 동시에 허벅지와 복부 근육을 활성화한다.

4. 숨을 내쉬며 골반에서 상체를 접어 몸통이 바닥과 평행하도록 한다. 손을 바닥에 내려 어깨 아래에 놓고 손바닥을 평평하게 둔다. 꼬리뼈를 위로 들어 올리며 상체를 앞으로 늘이고 다리를 곧게 유지한다. 필요하다면 요가 블록 위에 손을 올려 더욱 안정적으로 할 수 있다. 몇 차례 호흡하며 자세를 유지한다.

5. 더 깊은 자세로 들어가고 싶다면(여기서도 등을 곧게 유지하는 것이 중요하다), 팔꿈치를 구부리고 손을 뒤로 걸어 발과 평행하게 이동시킨다. 정수리가 땅을 향하게 하고, 가능하다면 바닥이나 블록에 머리를 댄다. 자세가 불편하다면 무릎을 약간 구부린다. 무리하지 않도록 주의하면서 몇 차례 호흡하며 안정적으로 자세를 유지한다.

6. 동작을 마무리하기 위해선 손을 앞으로 뻗어 반 접은 자세로 돌아간다. 손을 골반으로 가져가고 다리와 복부 근육을 사용해 골반에서부터 상체를 들어 올려 똑바로 선다. 발을 모으고 손을 몸 옆으로 내려놓는다.

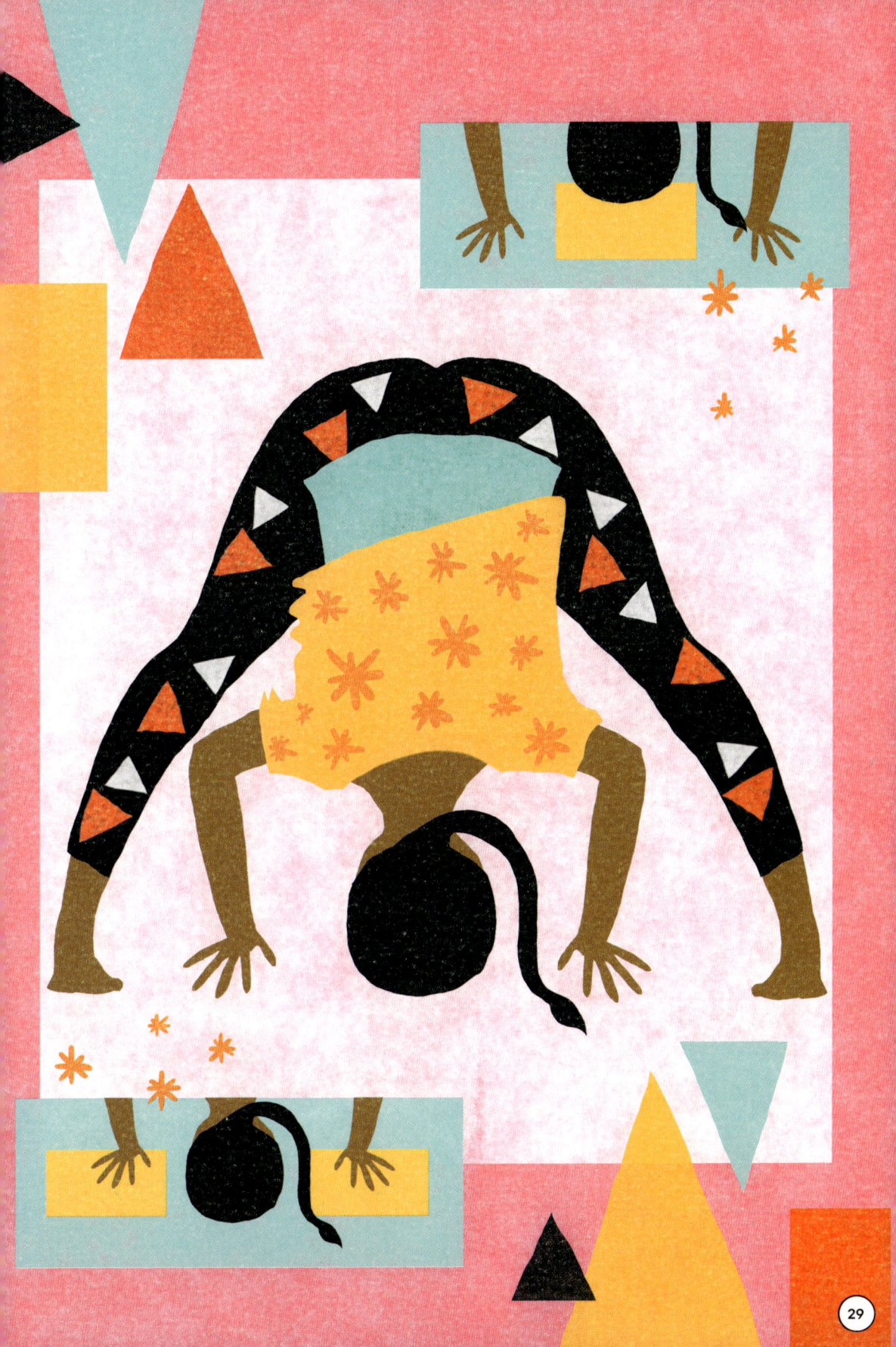

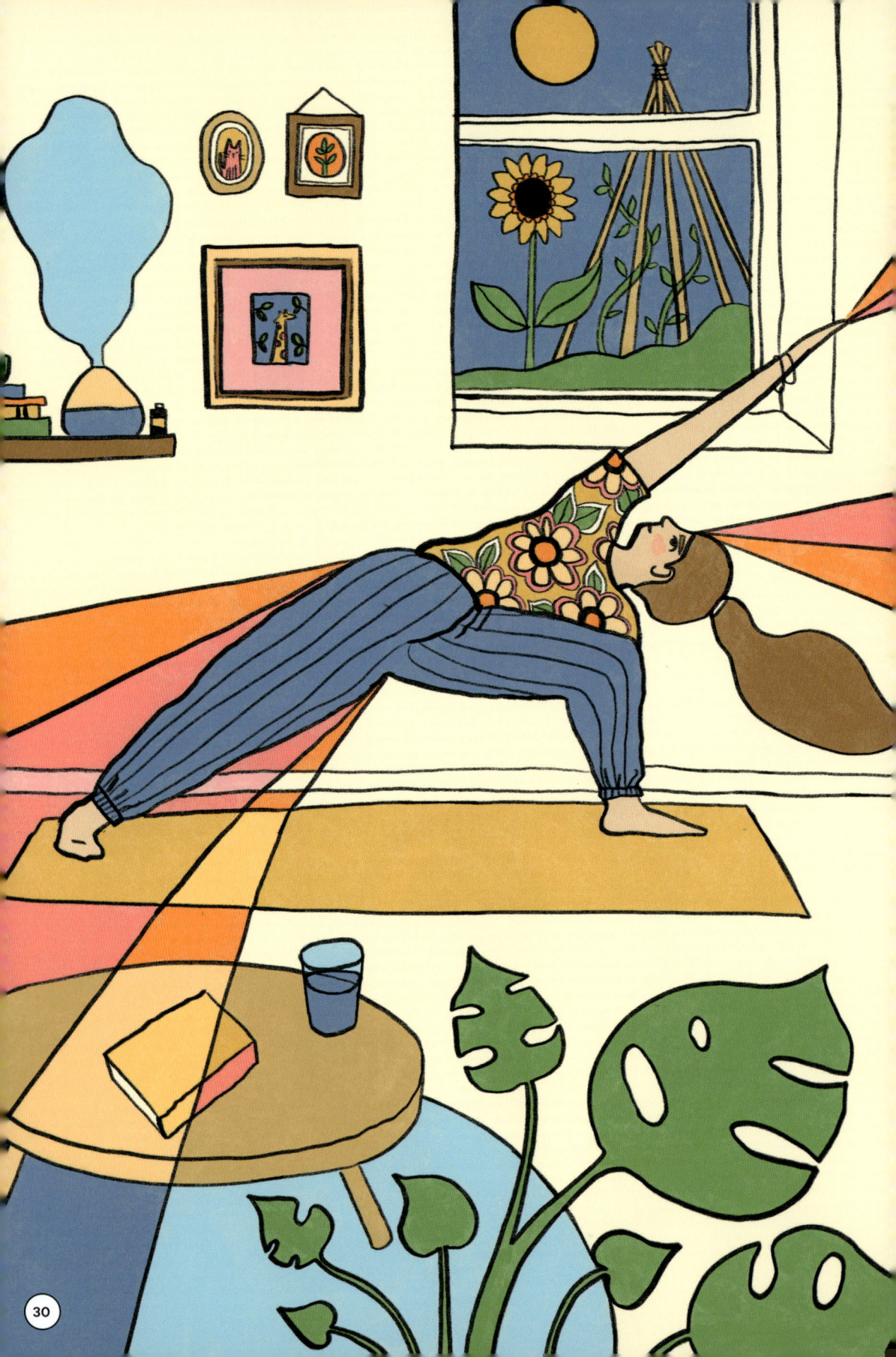

측각도 자세

웃티타 파르스바코나사나(Utthita parsvakonasana)

측각도 자세는 유연성 속에서 강인함을 받아들이는 마음가짐을 장려하는 자세다. 이 자세는 전사 자세 II(40페이지 참조)의 강인함과 몸을 양쪽으로 뻗어주는 공간감을 활용하여 다양한 이점을 가져다준다. 에너지를 높이고 균형감각과 자세를 개선하며, 오랜 시간 앉아 있는 생활로 인한 문제점을 개선하는 데 도움을 준다. 또한, 다리, 골반, 햄스트링을 강화하고 소화를 촉진하며 가슴과 어깨를 열어준다.

자세 수행 방법

1. 똑바로 서서 어깨를 뒤로 굴려 내리고 가슴을 넓게 연다. 몇 차례 깊게 호흡하여 내면의 힘을 끌어내고 마음가짐을 정비한다.

2. 숨을 들이쉬며 양팔을 어깨 높이로 올리면서 수평이 되게끔 양옆으로 뻗는다. 이때, 손바닥은 바닥을 향하게 한다. 점프하거나 발을 옆으로 디뎌 발목이 양쪽 손목과 같은 선상에 오도록 한다.

3. 왼쪽 다리를 바깥쪽으로 90° 돌려 발가락과 무릎이 손의 방향과 일치하도록 한다. 오른발은 약간 안쪽으로 돌린다.

4. 숨을 들이쉬며 다리와 코어 근육을 활성화하고 양쪽 다리로 땅을 단단히 누른다. 숨을 내쉬며 왼쪽 무릎을 90°로 굽혀 런지 자세를 만든다. 왼쪽 허벅지가 바닥과 평행하게 하고, 오른쪽 다리는 곧게 유지한다.

5. 숨을 들이쉬며 상체를 들어 올린 다음 골반에서부터 상체를 왼쪽으로 기울여 왼쪽 무릎 위로 가져간다. 왼손을 왼발 바깥쪽 바닥에 놓는다. 이 자세가 어렵다면 손을 블록 위에 올리거나 종아리에 댄다. 몸이 편안한 범위까지만 구부리도록 한다.

6. 오른팔을 머리 위로 뻗어 손바닥이 바닥을 향하게 한다. 오른쪽 다리에서 손끝까지 직선이 이어지도록 한다. 가슴을 열고 오른손을 바라본다. 몇 차례 편안한 호흡을 유지한다.

7. 숨을 내쉬며 오른팔을 오른발 방향으로 떨어뜨리고, 다리에 힘을 주며 골반에서부터 상체를 다시 세운다. 동시에 왼쪽 다리를 곧게 펴고 양팔을 바닥과 평행하게 되돌린다. 몇 차례 호흡하며 자세를 정리한 후 반대쪽 다리도 반복한다.

평화로운 전사 자세

샨티 비라바드라사나(Shanti virabhadrasana)

평화로운 전사 자세는 이름에서 보듯 마음에 고요함과 평온을 가져다주고, 몸에는 전사의 내면적 힘을 전달하는 자세다. 옆으로 힘차게 굽히는 이 동작은 다리 근육을 활성화하고 가슴과 심장 부위를 열어 호흡 기능을 개선하며 에너지 흐름을 증진한다. 또한 코어를 강화하고 어깨, 팔, 목의 긴장을 풀어준다. 유연성과 균형을 결합하여 진정한 평화를 이룰 수 있다.

자세 수행 방법

1. 요가 매트 중앙에 산 자세(22페이지 참조)로 똑바로 선다. 몇 차례 깊게 호흡하며 내면의 힘과 평정심을 끌어올린다.

2. 오른발을 앞으로 내딛고 무릎을 굽혀 전사 자세II(40페이지 참조)로 들어간다. 오른발의 발가락은 매트 앞쪽을 향하고, 오른쪽 무릎은 오른쪽 발목과 정렬한다. 왼쪽 다리는 곧게 펴고 발가락은 매트 왼쪽 상단 모서리를 향하게 한다.

3. 팔을 어깨 높이로 들어 올려 전사 자세 II처럼 바닥과 평행하게 유지한다. 오른팔은 매트 앞쪽으로, 왼팔은 뒤로 뻗는다. 이때 몸통은 오른팔 방향을 향한다.

4. 오른손 손바닥을 위로 향하게 돌린다. 숨을 들이쉬며 오른손을 천장 방향으로 들어 올리고, 골반에서부터 오른쪽 몸통을 길게 늘인다.

5. 숨을 내쉬며 왼손을 아래로 내려 왼쪽 허벅지(또는 더 밑으로 편안한 위치)에 가볍게 올린다. 동시에 오른쪽 몸을 위로 들어 올리며 매트 뒤쪽으로 몸을 기울여 왼쪽으로 부드럽게 굽힌다.

6. 몸의 양쪽 길이를 유지하며 시선은 오른손을 향해 천장을 바라본다. 어깨는 부드럽게 뒤로 젖히고 가슴이 열린 상태를 유지한다. 척추와 목의 길이를 유지하며 몇 차례 편안한 호흡을 이어간다.

7. 숨을 들이쉬며 전사 자세 II로 돌아온다. 산 자세로 돌아와 몇 차례 깊게 호흡하며 자세를 마무리한다. 반대쪽으로 반복하여 몸의 균형을 맞춘다.

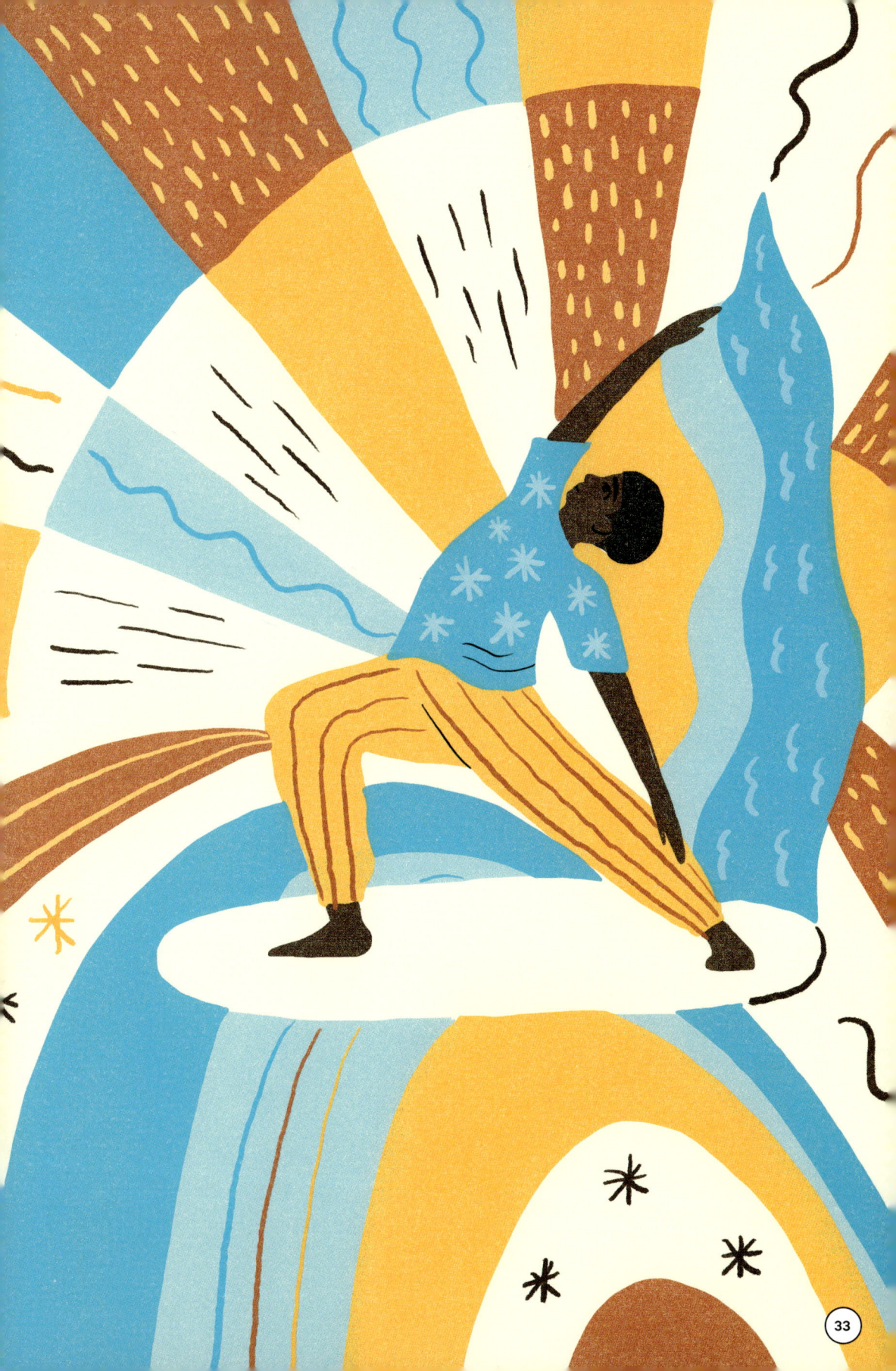

나무 자세

브륵샤사나(Vrksasana)

나무를 유심히 관찰한 적이 있는가? 나무는 땅에 뿌리를 깊게 내리고 모든 계절을 견디며 우뚝 서 있다. 나무 자세를 연습하면 이와 같이 강인하고 우아하게 설 수 있다. 이 자세는 척추를 길게 늘이고 종아리와 발목을 강화하며 몸과 마음에 평온함과 안정감을 가져다준다.

자세 수행 방법

1. 손을 몸 옆에 두고 손바닥은 앞으로 열어둔다. 깊게 호흡하며 코어와 연결되고 발이 땅과 단단히 접지되었음을 느낀다.

2. 숨을 들이쉬며 손을 가슴 중심에 모아 기도 자세를 만든다(21페이지 6단계 참조). 몇 차례 호흡하며 이 자세에서 느껴지는 평온함과 고요함을 즐긴다.

3. 체중을 오른발로 옮기며 오른발로 땅속 깊이 뿌리를 내린 강한 나무가 되었다고 상상해 본다.

4. 왼쪽 무릎을 구부리고 왼발의 발바닥을 오른쪽 다리 안쪽에 댄다. 이때 손을 사용해 원하는 위치로 발을 옮겨도 좋다. 발바닥은 편안한 대로 허벅지 안쪽보다 더 아랫부분에 두어도 좋다(주의: 부상의 위험이 있으니 무릎 부분에는 발을 두지 않는다). 자세가 불안정하면 발가락만 바닥에 두고 발바닥을 오른쪽 발목에 대는 것도 가능하다.

5. 숨을 내쉬며 손을 머리 위로 올린다. 가슴과 어깨를 활짝 열고, 다리를 튼튼하게 지탱하며 몇 차례 깊게 호흡한다.

6. 팔을 천천히 내려 가슴 중심의 기도 자세로 돌아온다. 왼발을 천천히 바닥으로 내리고 산 자세로 돌아간다.

7. 잠시 시간을 가져 몸의 상태를 느껴본 후, 왼쪽 다리로 서고 오른발을 왼쪽 허벅지에 놓아 반대쪽도 반복한다.

8. 나무 자세를 양쪽으로 수행하면 균형감을 가질 수 있다. 꾸준히 수행해나가면 어느 순간부터 참나무같이 강인하고 위풍당당해질 것이다.

팁과 주의 사항

* 자세가 불안정하다면 팔을 양옆으로 넓게 벌려 균형을 유지한다.
* 집중력을 유지하기 위해 눈을 뜨고 정면의 고정된 물체를 응시한다.

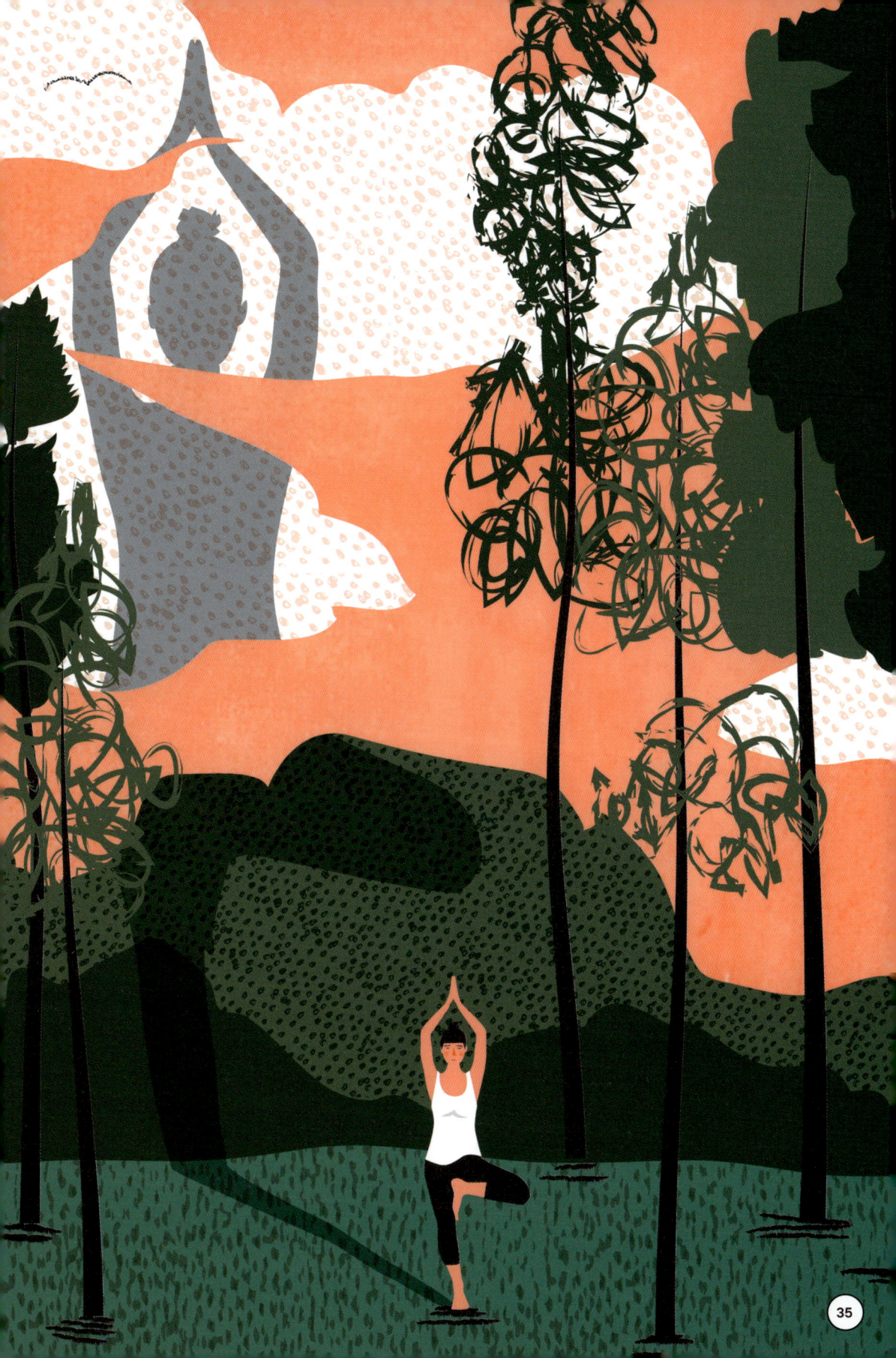

독수리 자세

가루다사나 (Garudasana)

독수리는 힘, 자유, 초월의 상징으로 강하고 자랑스러우며 고귀한 존재로 여겨진다. 3km 이상 떨어진 먹이를 볼 수 있는 놀라운 시력을 지녔다. 독수리 자세는 균형을 잡는 동작으로 집중력, 힘, 평온함을 개발한다. 이 자세는 어깨와 상체를 스트레칭하여 폐활량을 증가시키고 허벅지, 골반, 발목, 종아리를 강화한다. 무릎 부상이 있는 경우, 이 자세를 피하거나 아래 팁에 나오는 대체 동작을 따르는 것이 좋다.

자세 수행 방법

1. 산 자세(22페이지 참조)에서 시작한다. 가슴을 펴고, 어깨를 내리고, 발은 앞쪽을 향하게 한다. 손은 몸 옆에 두고 손바닥은 앞으로 향한다.

2. 숨을 들이쉬며 팔을 앞으로 뻗어 어깨 높이로 들어 올린다. 손바닥은 위를 향한다.

3. 왼팔을 오른팔 위로 교차시킨다. 팔꿈치를 구부리고 팔뚝을 서로 감아 손바닥이 맞닿게 한다(더 편안하다면 손등을 맞대는 것도 좋다). 손끝이 천장을 향하도록 한다.

4. 숨을 내쉬며 무릎을 약간 구부리고 체중을 왼쪽 다리에 싣는다.

5. 숨을 들이쉬며 오른쪽 허벅지와 무릎을 왼쪽 위로 교차시킨다. 오른발을 왼쪽 종아리 뒤에 걸어 고정한다. 만약 발을 종아리 뒤에 고정하기 어렵다면, 오른발의 엄지발가락을 바닥에 대어 균형을 유지하는 대체 동작을 사용할 수 있다.

6. 천천히 깊게 호흡하며 자세를 유지한다. 독수리처럼 침착하게 집중하며, 강하고 당당한 마음가짐을 느낀다.

7. 숨을 내쉬며 팔과 다리를 풀고 산 자세로 돌아온다.

8. 몇 차례 깊게 호흡하며 중심을 잡고 몸을 재정비한 후 반대쪽 팔과 다리로 자세를 반복하여 몸의 균형을 맞춘다.

9. 독수리 자세를 꾸준히 수련하면 집중력, 균형감각, 평온함이 향상될 것이다.

팁과 주의 사항

* 균형 잡기 어려울 때는 정면의 한 지점을 응시한다.
* 연습하는 동안 벽을 등받이로 사용하여 몸을 지탱해도 좋다.
* 한쪽 발을 종아리 뒤로 고정하기 어렵다면 발을 교차시킨 후 발가락을 바닥에 대어 안정감을 높인다.

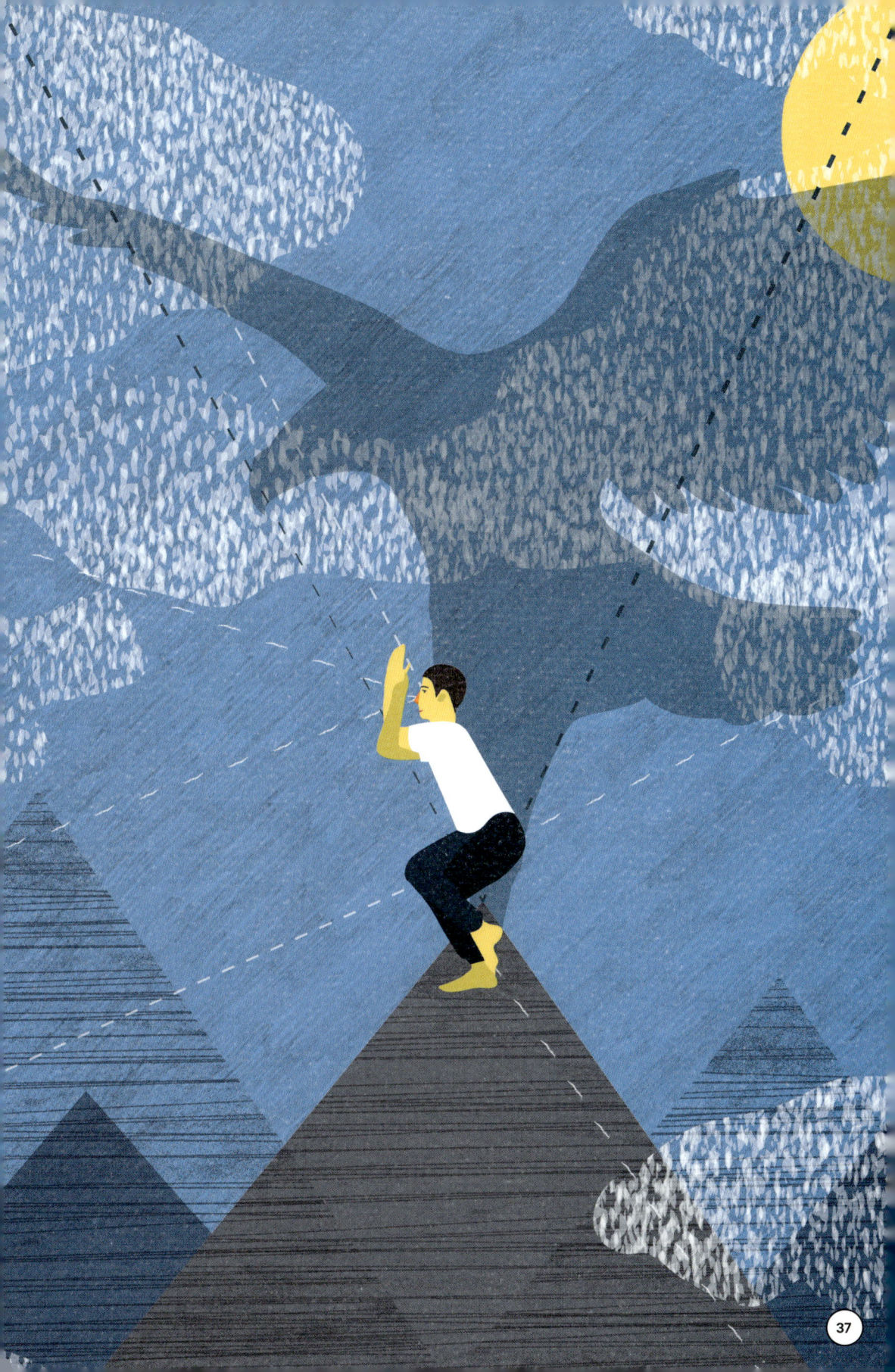

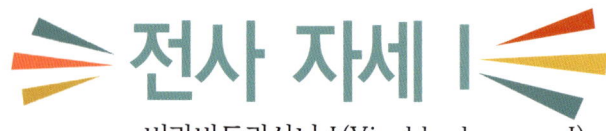

전사 자세 I

비라바드라사나 I(Virabhadrasana I)

전사 자세는 위대함을 향해 나아가고 삶의 열정을 따를 수 있도록 돕는다. 전사 자세는 여러 가지 변형이 있는데, 여기서 다루는 전사 자세 I은 다리를 강화하고 골반과 가슴을 열어주며 팔과 다리를 스트레칭한다. 또한 힘, 자신감, 집중력, 균형 및 안정감을 증진시킨다.

자세 수행 방법

1. 산 자세(22페이지 참조)에서 시작한다. 발을 골반 너비로 벌리고 손은 몸 옆에 둔다. 몇 차례 깊게 호흡하고 땅이 받쳐주고 있음을 느낀다. 내면의 코어와 연결되는 시간을 갖는다.

2. 숨을 내쉬며 발을 편안한 폭으로 넓게 벌린다. 오른발과 오른다리를 바깥쪽으로 90° 돌린다. 왼발을 약간 안쪽으로 돌려 약 40° 각도로 만든다. 양발의 뒤꿈치가 일직선상에 오도록 정렬한다. 골반을 오른쪽 다리 방향으로 돌리고 상체도 동일한 방향으로 맞춘다. 들숨에 팔을 머리 위로 들어 올리고 손바닥은 서로 마주 보게 한다. 천장을 향해 팔을 길게 늘인다. 이 자세에서 몇 차례 호흡한다.

3. 숨을 내쉬며 꼬리뼈(척추의 맨 아래 뼈)를 바닥 쪽으로 낮추고 오른쪽 무릎을 깊게 굽힌다. 오른쪽 무릎은 오른쪽 발목과 정렬하고 오른쪽 허벅지는 바닥과 평행이 되도록 직각으로 만든다.

4. 시선을 앞이나 위로 향한다. 상체를 위로 들어 올리면서 꼬리뼈와 다리를 아래 방향으로 힘을 주어 안정감을 유지한다. 몇 차례 깊게 호흡하며 자세를 유지한다.

5. 원위치하기 위해 천천히 오른쪽 다리를 펴고 양발을 정면으로 돌린다. 팔을 내리고 산 자세로 돌아온다. 잠시 몸의 상태를 느껴본 후 반대쪽 다리로 자세를 반복한다.

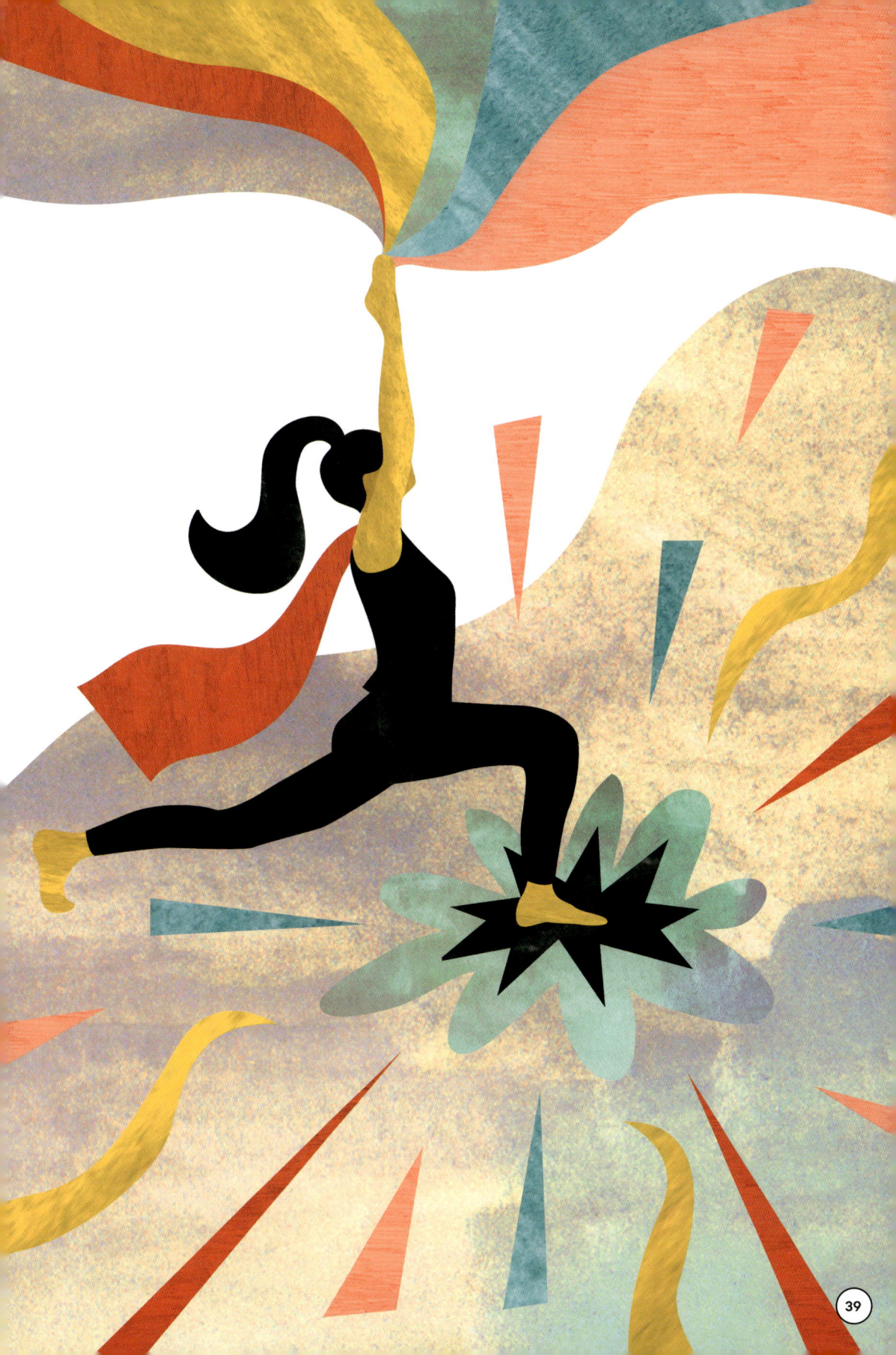

전사 자세 II

비라바드라사나 II (Virabhadrasana II)

전사 자세 II는 허벅지, 골반, 가슴, 팔 근육을 강화하며 가슴과 어깨를 열어 호흡량을 증가시키고 순환을 촉진한다. 이 자세는 내면의 힘과 지혜를 연결해주며 당신의 목표에 가까워지도록 도와준다.

자세 수행 방법

1. 산 자세(22페이지 참조)에서 시작하며 요가 매트의 긴 쪽을 향해 선다. 몇 차례 깊게 호흡하며 정신을 집중하여 내면의 힘과 지혜를 탐구한다.

2. 숨을 내쉬며 발을 넓게 벌린다. 발 간격은 편안하게 느껴지는 정도로 벌리고 발목이 양팔의 손목 아래에 위치하도록 한다. 팔을 어깨 높이로 들어 바닥과 평행하게 유지하며 손바닥은 아래를 향하게 한다. 발가락은 매트의 긴 면을 향하도록 정렬하고 몇 차례 깊게 호흡한다.

3. 오른발을 몸 바깥쪽으로 90° 돌리고 왼발은 약 15° 안쪽으로 돌린다. 양발의 뒤꿈치를 일직선으로 맞춘다.

4. 숨을 내쉬며 골반을 낮추고 오른쪽 다리를 직각으로 굽힌다. 이때 오른쪽 무릎은 발목 위에 위치하며 무릎이 발목을 넘지 않도록 한다. 오른쪽 허벅지는 바닥과 평행하게, 정강이는 바닥과 수직이 되게 한다.

5. 왼쪽 다리는 곧게 펴고 왼발 바깥쪽에 힘을 실어 안정감을 유지한다.

6. 상체를 들어 가슴을 열고 몸통 앞쪽을 들어 올린다. 양손 끝을 서로 반대 방향으로 밀어내며 팔을 뻗는다.

7. 머리와 몸통을 오른쪽 다리와 팔이 뻗은 방향으로 돌린다.

8. 오른손을 바라보며 시선을 고정한다. 몇 차례 깊게 호흡하며 몸과 마음의 강인함을 느낀다. 이때 달성하고 싶은 목표에 집중하는 것도 좋다.

9. 숨을 들이쉬며 왼발로 눌러 오른쪽 다리를 천천히 펴고 상체를 세운다. 발, 가슴, 골반을 정면으로 돌리고 발을 모아 산 자세로 돌아간다. 팔을 내리고 몇 차례 호흡하며 자세를 정리하고 몸의 변화를 느껴본다. 반대쪽 다리로 자세를 반복하여 균형을 맞춘다.

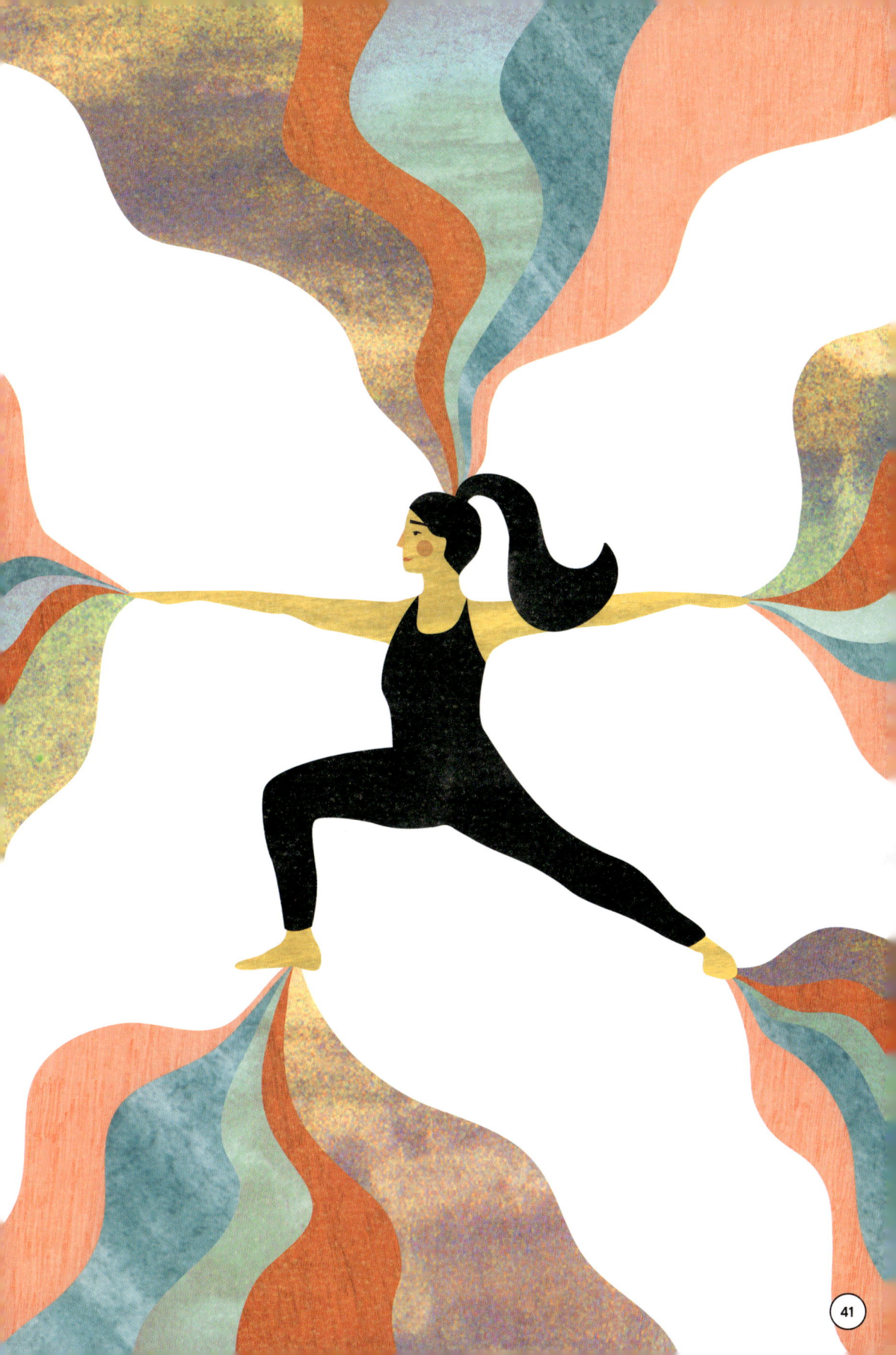

전사 자세 III

비라바드라사나 III (Virabhadrasana III)

전사 자세 III는 정신적 가벼움과 신체적 강인함을 결합한 가장 어려운 전사 자세다. 이 자세는 다리, 팔, 몸통을 강화하며 균형감각, 자세, 협응력, 집중력을 향상하는 데 효과적이다.

자세 수행 방법

1. 발을 골반 너비로 벌리고 똑바로 선다. 손을 가슴 중심에 모아 기도하는 자세(21페이지 6단계 참조)로 만든다. 몇 차례 깊게 호흡하며 마음을 진정시키고 내면의 힘을 소환한다.

2. 숨을 들이쉬며 왼발을 뒤로 내디뎌 발 사이 간격이 약 1m가 되도록 한다(편안한 범위 내에서 조정). 오른쪽 무릎을 굽히고 엉덩이를 낮추어 런지 자세를 만든다. 상체는 똑바로 세워 오른다리와 직각을 이룬다. 손을 머리 위로 들어 기도 자세를 유지하거나 손가락을 깍지 끼고 검지를 위로 뻗는다.

3. 숨을 내쉬며 오른발로 디뎌주고 오른다리의 근육을 긴장시켜 안정감을 유지한다. 골반이 수평을 유지하도록 하고 허리 보호를 위해 코어를 활성화하여 복부를 척추 쪽으로 끌어당긴다. 상체를 위로 뻗은 후 골반에서부터 앞으로 기울인다. 머리와 팔은 바닥과 평행하게 뻗은 동시에 왼다리를 들어 올려 뒤로 길게 뻗는다. 골반은 바닥을 향하도록 한다.

4. 상체와 왼다리가 바닥과 평행이 되도록 맞춘다. 오른다리는 곧게 펴고 단단히 접지한다. 이 자세에서 몇 차례 깊게 호흡하며 가벼워진 마음과 강인해진 내면을 느낀다.

5. 자세를 원위치하려면 숨을 들이쉬며 왼다리를 천천히 바닥으로 내린다. 골반에서 움직이며 상체를 천천히 들어 올리고 팔을 몸 옆으로 내린다.

6. 몇 차례 호흡하며 자세의 효과를 느낀 후 반대쪽 다리로 자세를 반복한다(이번에는 오른발을 뒤로 내딛는다).

팁과 주의 사항
* 도구 활용: 자세가 불안정하다면 뻗은 팔 높이의 단단한 지지대(책상, 난간 등)에 손을 올려 균형을 유지한다.
* 뒤로 뻗은 발을 튼튼하게 고정된 의자 위에 올려 균형을 잡는다.

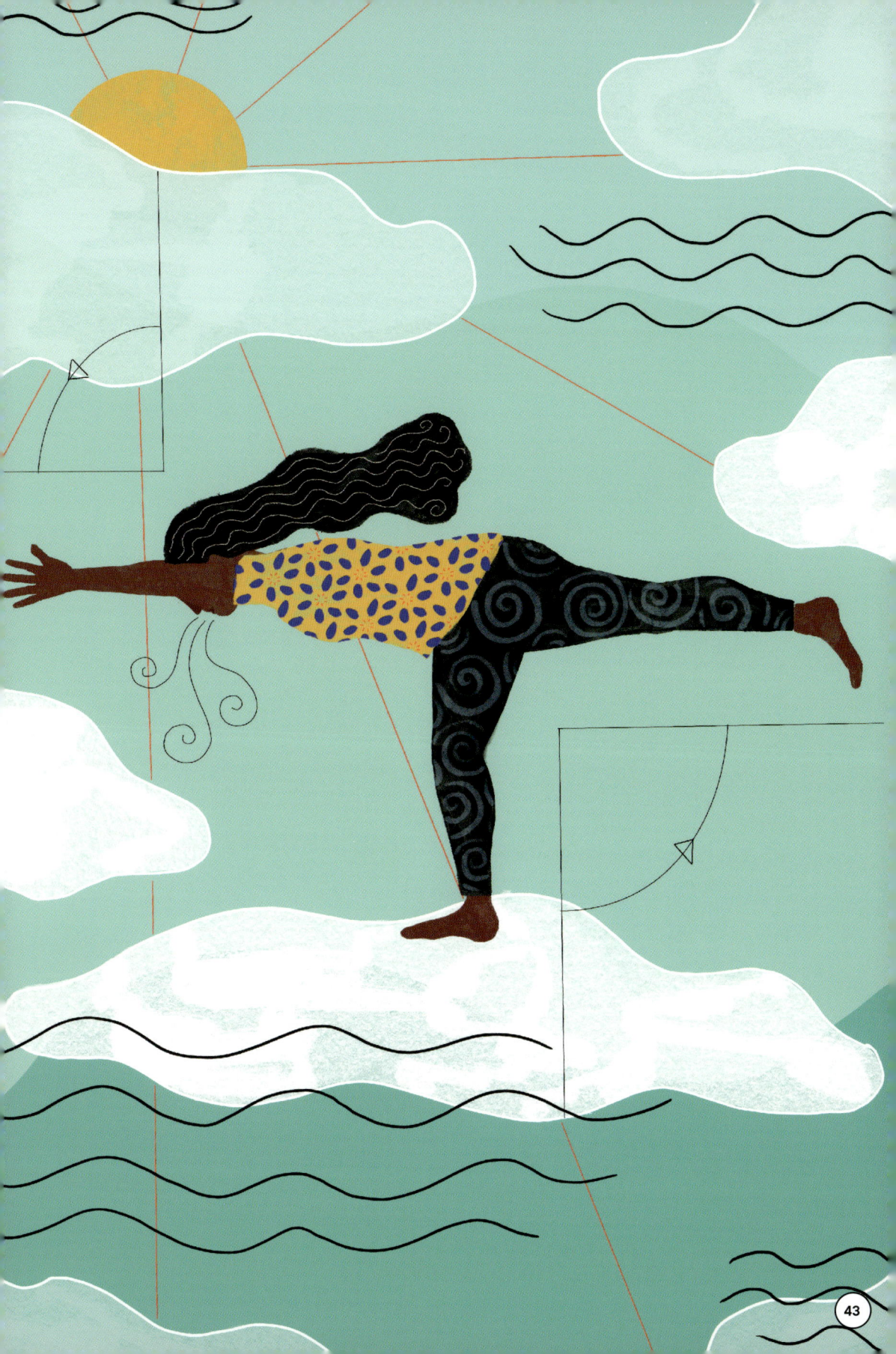

영웅 자세

비라사나(Virasana)

영웅 자세는 고개를 높이 들고 내면의 힘을 찾는 데 도움을 주는 앉은 자세다. 이 자세는 명상이나 호흡 운동과 함께 활용할 수 있으며, 대퇴사두근을 강화하고, 발목 주변 근육을 단련한다. 또한 척추 정렬과 자세를 개선하고 무릎, 발목, 허벅지의 유연성을 향상한다.
주의: 무릎이나 발목 부상, 심장 질환이 있는 사람은 이 자세를 피하는 것이 좋다.

자세 수행 방법

1. 요가 매트 위에 무릎으로 선다. 골반이 무릎 위에 오도록 하고 발등은 매트에 평평하게 놓는다. 발가락을 뒤로 향하게 하면서 바닥을 눌러준다.

2. 무릎이 붙은 상태로 발목과 발을 약간 벌려 정강이 사이에 공간을 만든다. 엉덩이를 두 발 사이의 공간으로 내리며 매트에 앉는다. 이 자세가 불편하다면 엉덩이 아래를 블록이나 접은 담요로 받쳐준다. 발목이나 무릎이 불편하면 아래에 담요를 추가로 놓아도 좋다.

3. 숨을 들이쉬며 꼬리뼈에서부터 척추를 위로 길게 늘인다. 코어를 활성화하며 배를 척추 쪽으로 살짝 당긴다. 고개를 높이 들고 얼굴은 정면을 향한다. 어깨는 귀에서 멀어지게 내리고 어깨뼈를 들어 올리면서 뒤쪽으로 모아준다.

4. 자세가 편안하다면 손을 무릎 위에 가볍게 올린다. 이때 힌두교와 불교에서 '봉인' 또는 '표식'을 상징하는 '무드라'라는 손동작을 추가할 수 있다. 영웅 자세에는 그중 지안 무드라(Gyan Mudra)를 해보도록 한다.

- 엄지와 검지 끝을 부드럽게 맞대고 나머지 손가락은 펴서 편안하게 벌린다.
- 손바닥은 위를 향하게 한다.

이 자세에서 몇 차례 깊게 호흡하며 편안함을 느낀다(원한다면 호흡을 더 오래 유지해도 좋다). 만약 통증이 느껴지면 자세에서 천천히 벗어나도록 한다.

5. 손바닥으로 바닥을 짚어 엉덩이를 들어 올린다. 발목을 모으고 엉덩이를 발 위로 가져와 앉은 자세로 이동한다. 양다리를 앞으로 뻗고 천천히 긴장을 풀며 휴식한다.

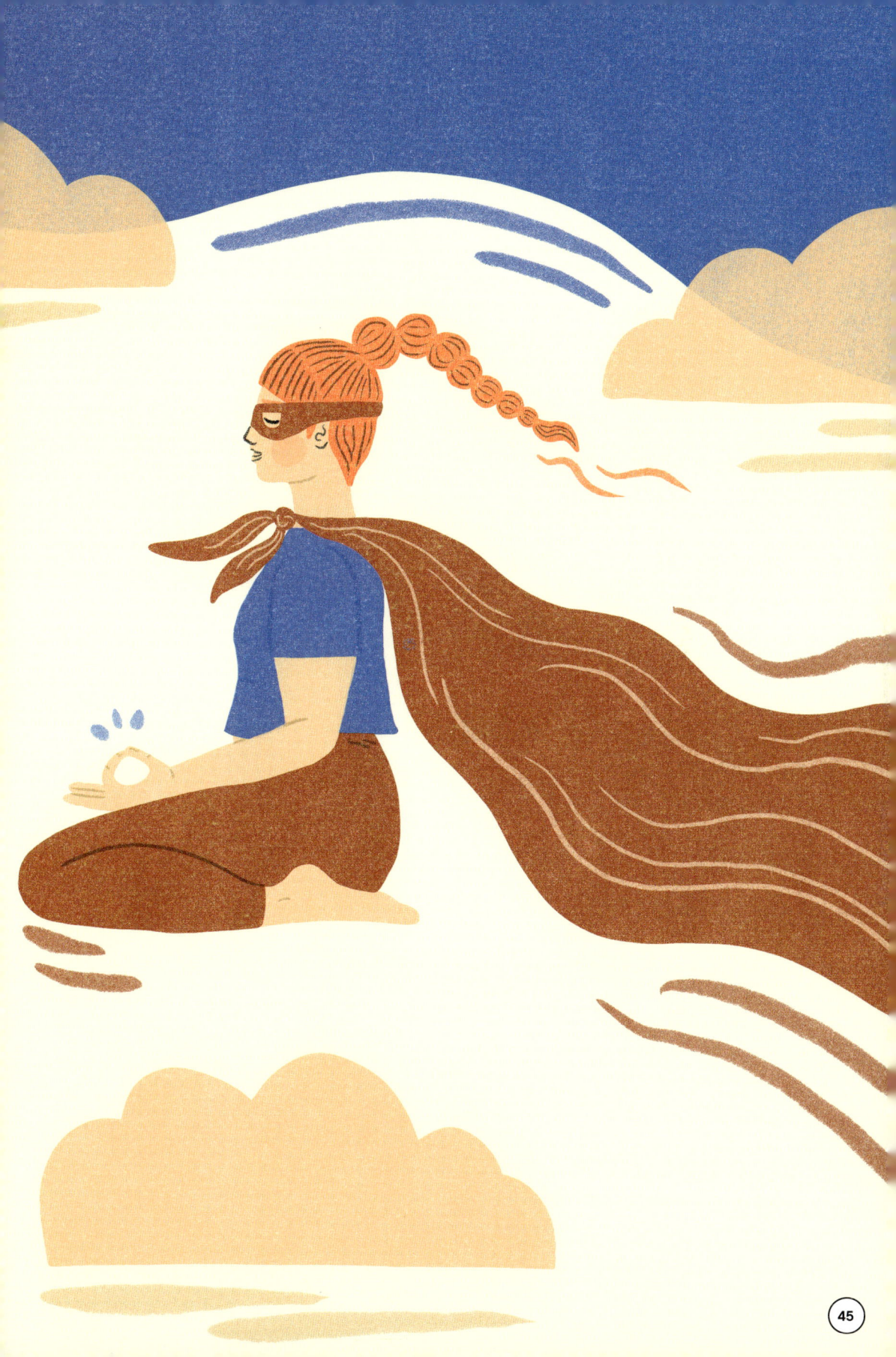

나비 자세

받다 코나사나(Baddha konasana)

나비는 형형색색의 아름다움과 성장의 상징으로 사람의 성장이나 변화와 비교할 수 있다. 이 자세는 수행자가 내면의 아름다움과 연결하는 방법을 제시한다. 또한, 골반을 열어주고 강화하며 하복부로 에너지 흐름을 촉진해 생리통과 불편함을 완화시켜 아래쪽 허리를 풀어준다.

자세 수행 방법

1. 바닥에 앉아 다리를 앞으로 뻗고 척추를 곧게 세운다. 몇 차례 부드럽게 호흡하며 몸과 마음을 안정시킨다.

2. 숨을 내쉬며 무릎을 구부려 발을 사타구니 쪽으로 끌어당긴다. 발바닥을 모아서 서로 붙이고 손으로 발, 발목 또는 정강이를 부드럽게 감싼다. 허벅지 안쪽을 이완시키고 무릎은 바닥을 향해 벌린다. 이때 편안한 범위까지만 벌리도록 한다.

3. 앉은 자세에서 상체를 곧게 세우고 가슴을 펴서 들어 올린다. 이 자세에서 몇 차례 깊게 호흡하며 몸의 감각에 집중한다.

4. 숨을 내쉬며 상체를 골반에서부터 앞으로 숙여서 가능하다면 머리를 발바닥 위에 내려놓는다. 그 자세를 하기 어렵다면 가능한 범위까지만 부드럽게 숙인다. 몇 차례 깊게 호흡하며 자세를 유지한 후, 천천히 상체를 들어 올려 다시 앉은 자세로 돌아간다.

5. 이 자세가 아래쪽 허리의 긴장을 풀어주고 마음을 더 차분하고 편안하게 만들었는지 확인한다.

팁과 주의 사항

* 변형 동작을 해보고 싶다면 3단계에서 상체를 곧게 세운 상태로 마치 나비가 날개를 퍼덕이듯이 무릎을 부드럽게 위아래로 움직여본다.

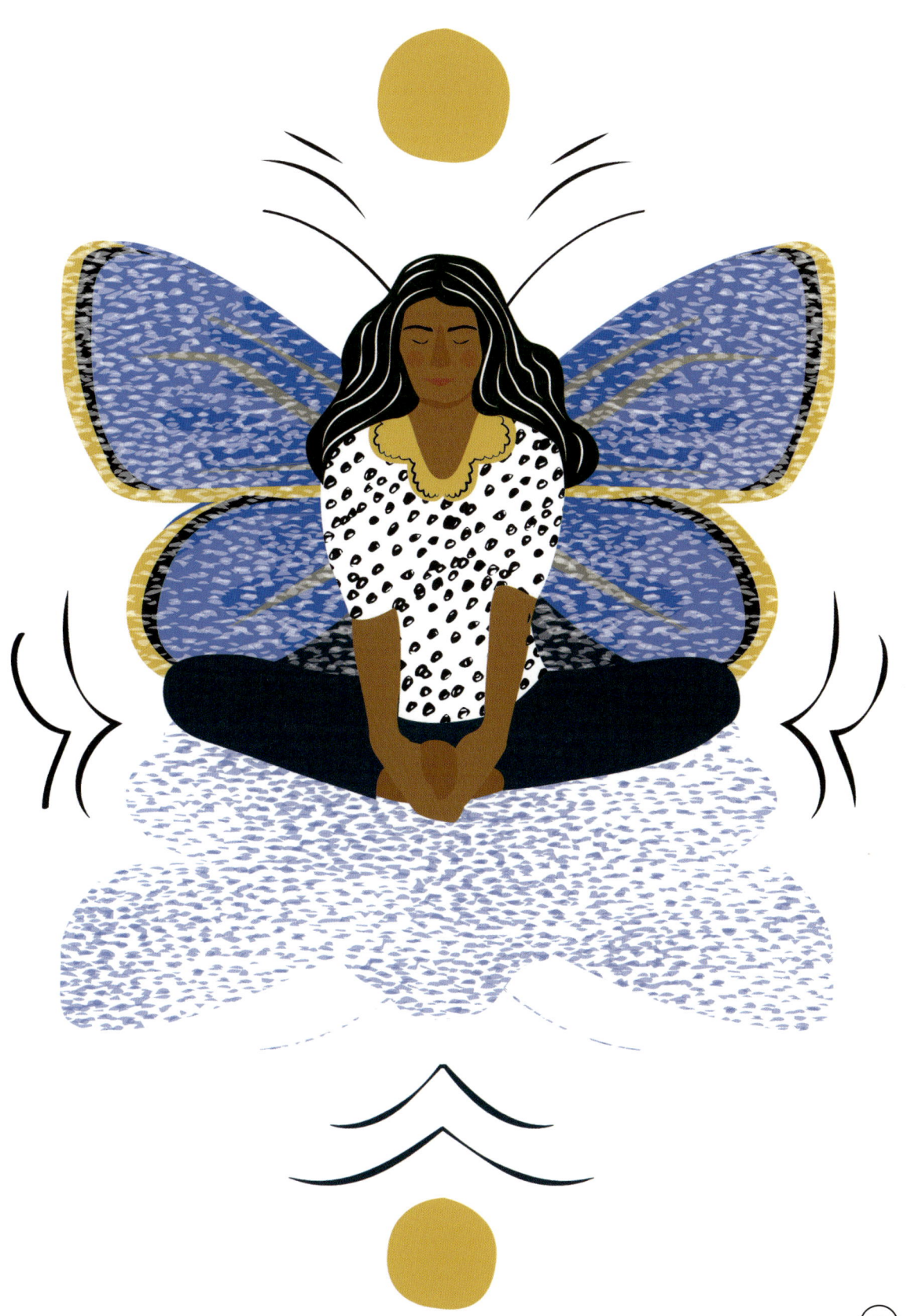

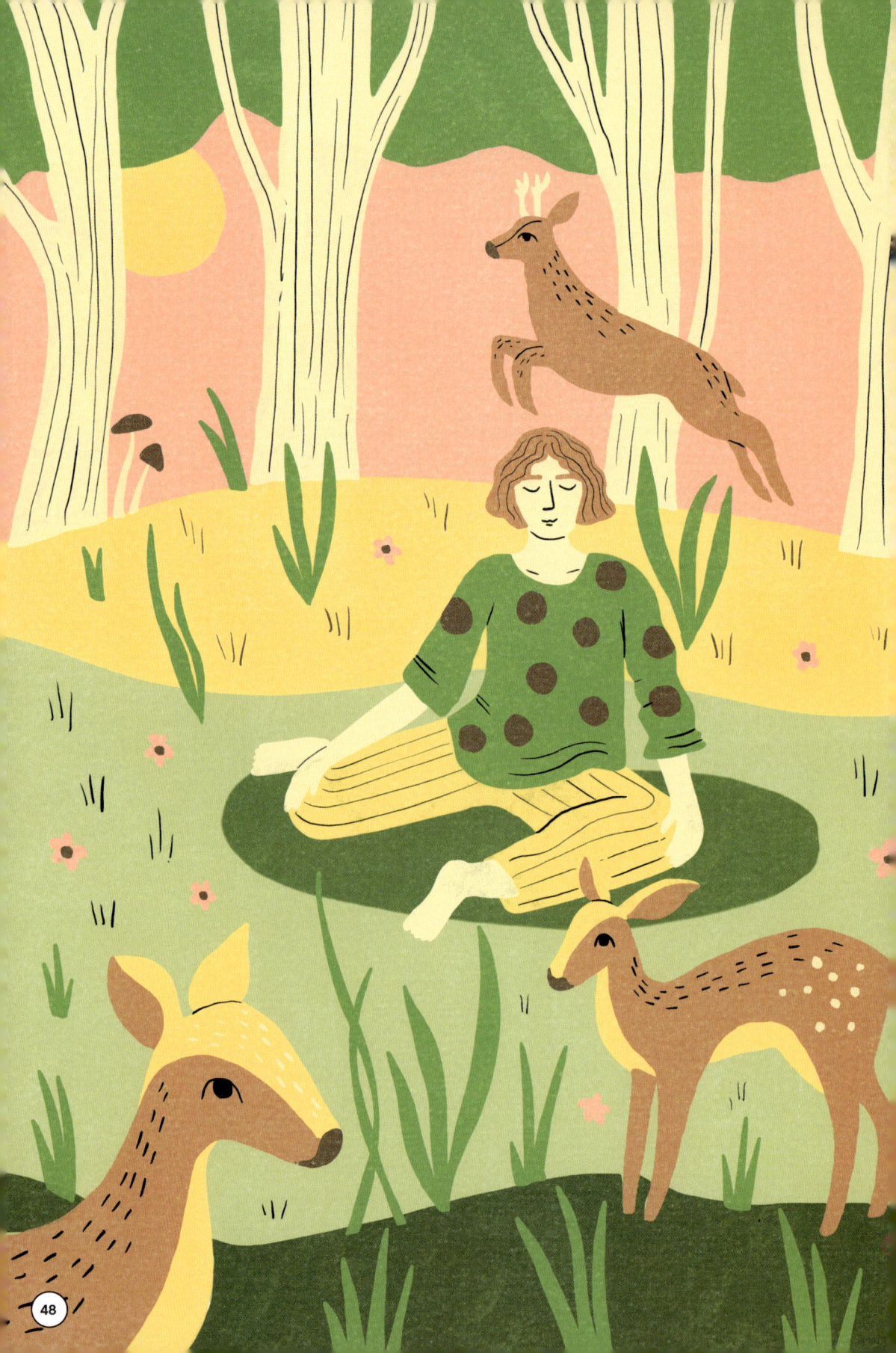

사슴 자세

므리가사나(Mrigasana)

숲과 초원을 배회하는 사슴은 본능적인 감각, 민첩함, 우아함의 상징이다. 사슴 자세는 앉은 상태에서 가볍게 꼬아진 자세로, 굴근, 무릎, 대퇴사두근, 아래쪽 허리와 엉덩이 근육을 강화하고 유연성을 높인다. 이 자세는 소화를 촉진하며 마음을 차분하게 한다.

자세 수행 방법

1. 발바닥을 서로 붙이고 무릎을 바깥쪽으로 열어주는 나비 자세(46페이지 참조)로 시작한다. 척추를 곧게 세운 상태에서 몇 차례 깊게 호흡하며 몸을 안정시킨다.

2. 숨을 들이쉬며 골반을 부드럽게 열고 오른다리를 몸 뒤쪽으로 가져간다. 오른쪽 무릎은 90°로 구부리고 편안한 위치를 찾는다(이때 통증이 느껴지면 자세를 조정한다). 왼다리는 몸 앞쪽에 두고 무릎도 90°로 구부린다. 엉덩이는 바닥에 닿아야 하지만, 떠 있다면 접은 담요나 요가 블록을 놓고 그 위에 앉는다.

3. 숨을 들이쉬며 척추를 길게 늘인다. 골반에서부터 상체를 왼쪽으로 부드럽게 회전시킨다. 숨을 내쉬며 상체를 왼쪽으로 내려 왼쪽 허벅지 바깥쪽 바닥에 손을 내려놓는다.

4. 더 깊숙이 스트레칭할 수 있다면, 상체를 더 낮추어 팔꿈치를 바닥에 대고 전완과 손바닥을 납작하게 놓는다. 머리는 앞으로 숙이거나 팔 사이에 놓는다. 각 단계에서 편안한 호흡을 유지하며 몸의 감각에 집중한다.

5. 오른발 방향에서 몸을 기울이며 상체를 들어 올린다. 오른다리를 앞으로 가져와 다시 나비 자세로 돌아간다.

6. 몇 차례 호흡하며 자세를 정리한 뒤 이번에는 왼다리를 뒤로 보내고 동작을 반복한다.

맷돌 돌리기 자세

차키 찰라나사나(Chakki chalanasana)

맷돌 돌리기 자세는 손으로 돌리는 전통 방식의 곡물 제분기에서 영감을 받은 자세다. 이 동작은 가슴과 복부 근육을 자극하고 팔과 다리를 탄탄하게 하며 골반 부위를 강화한다. 또한 소화를 개선하고, 척추를 중심으로 한 원형 움직임에서 척추를 따라 에너지가 흐르게 한다.

자세 수행 방법

1. 바닥에 앉아 다리를 앞으로 뻗고 척추를 곧게 세운다. 엉덩이는 매트에 똑바로 대고 머리를 높이 들어 정면을 바라본다. 몇 차례 깊게 호흡하며 몸과 마음을 안정시킨다.

2. 숨을 들이쉬며 다리를 부드럽게 벌려 편안한 간격으로 유지한다. 다리는 바닥에 평평하게 놓는다.

3. 또 한 번 숨을 들이쉬며 팔을 어깨 높이까지 들어 올리고 손을 맞대어 손가락을 깍지 낀다(손바닥은 자신을 향하게 한다).

4. 숨을 들이쉬며 허리에서부터 상체를 앞으로 기울이고 깍지 낀 팔을 오른다리 위로 뻗어 오른발 쪽으로 향한다. 팔을 바닥과 평행하게 유지하며 상체를 왼발 쪽으로 부드럽게 이동시킨다.

5. 숨을 내쉬며 팔을 가슴 쪽으로 끌어오고 허리에서부터 상체를 뒤로 젖힌다. 이어서 다시 오른발 방향으로 팔을 이동시키며 원형 동작을 반복한다. 척추를 곧게 유지하며 허리에서부터 움직이고, 팔과 다리는 곧게 편 상태를 유지한다.

6. 반시계 방향으로 5~10회 반복한다.

7. 동작을 멈추고 다시 척추를 곧게 세운다. 손을 풀고 매트에 등을 대고 누워 몇 분간 편안히 쉬며 몸을 안정시킨다.

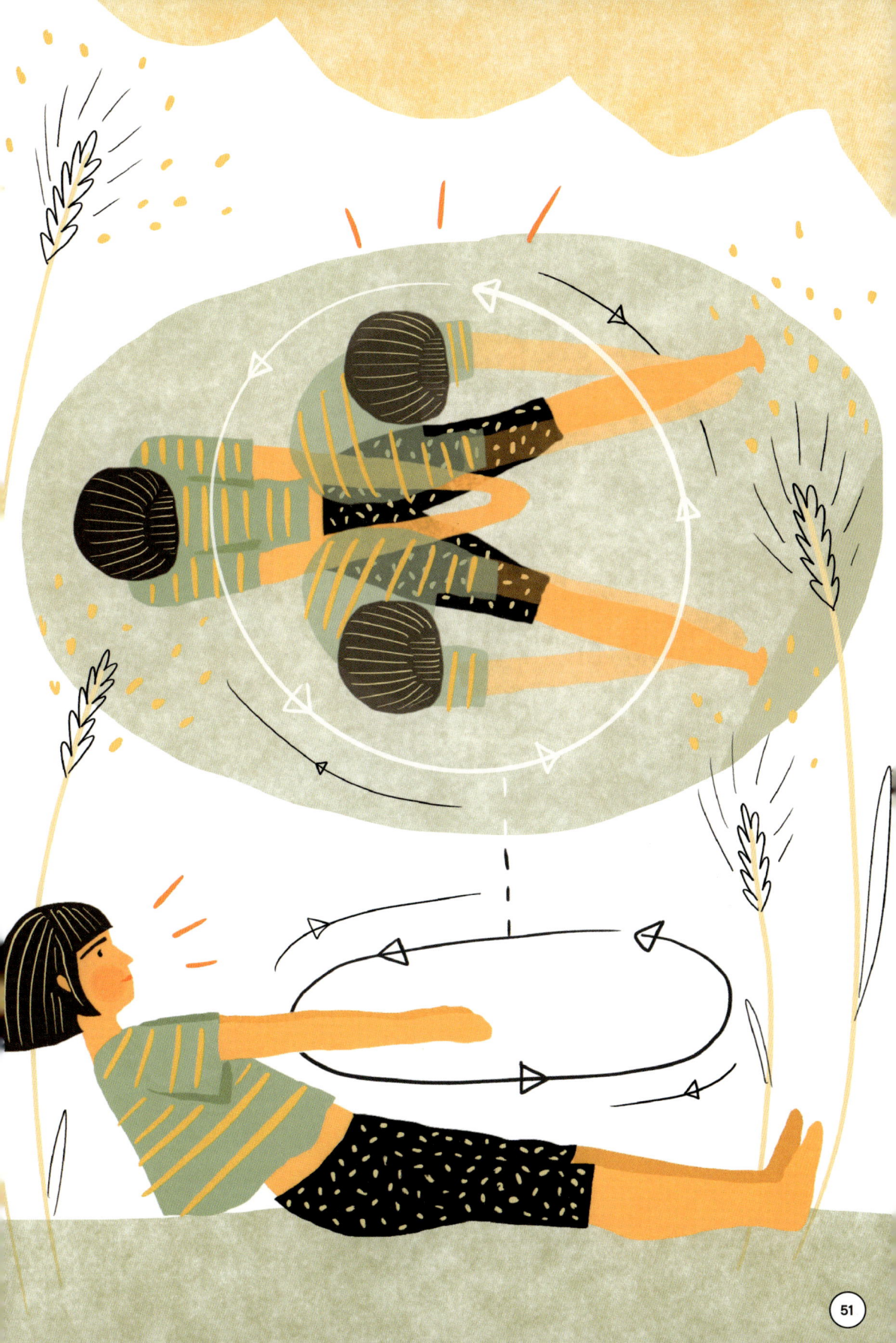

앉은 전굴 자세

파스치모타나사나(Paschimottanasana)

앉은 전굴 자세는 몸 안의 긴장을 풀어주는 데 도움을 준다. 선 전굴 자세(24페이지 참조)와 마찬가지로 햄스트링을 길게 늘이고 등을 스트레칭하며 척추의 압박과 긴장을 완화한다. 또한 정신없이 떠오르는 잡생각을 진정시키는 데 효과적이다.

자세 수행 방법

1. 바닥에 앉아 다리를 앞으로 뻗고 발뒤꿈치는 앞으로 밀고 발가락은 천장을 향하게 한다. 손은 골반 옆 바닥에 가볍게 놓는다. 몇 차례 깊게 호흡하며 몸의 상태를 관찰한다.

2. 숨을 들이쉬며 팔을 머리 위로 들어 올린다. 꼬리뼈에서부터 상체를 천장 쪽으로 길게 늘인다.

3. 숨을 내쉬며 골반에서부터 상체를 접는다. 척추를 곧게 유지하며 상체를 발 쪽으로 뻗는다. 상체를 허벅지 위로 가져가며 천천히 앞으로 뻗는다. 머리는 마지막에 발을 향해 내려간다. 손은 발이나 발목을 가볍게 감싼다.

- 이때 다리 위로 완전히 내려가기 힘들 수도 있기 때문에 편안한 범위까지만 뻗는다.
- 통증이 느껴지면 자세를 조정해야 한다. 꾸준히 연습하면 점차 더 멀리 뻗을 수 있게 될 것이다.

4. 숨을 들이쉬며 골반에서부터 상체를 천천히 들어 올린다. 척추뼈를 하나씩 세워가며 앉은 자세로 돌아오고 머리는 마지막에 들어 올린다. 팔을 다시 옆으로 내려놓는다.

5. 몇 차례 깊게 호흡하며 자세를 마무리한다. 몸이 더 편안하고 긴장이 풀린 느낌이 드는지 관찰한다.

팁과 변형

* 많은 수행자가 발끝에 손이 닿는 것을 힘들어한다. 이럴 때는 발바닥에 요가 벨트를 걸고 손으로 벨트를 잡아 척추를 곧게 유지하면서 편안한 정도까지만 내려간다.

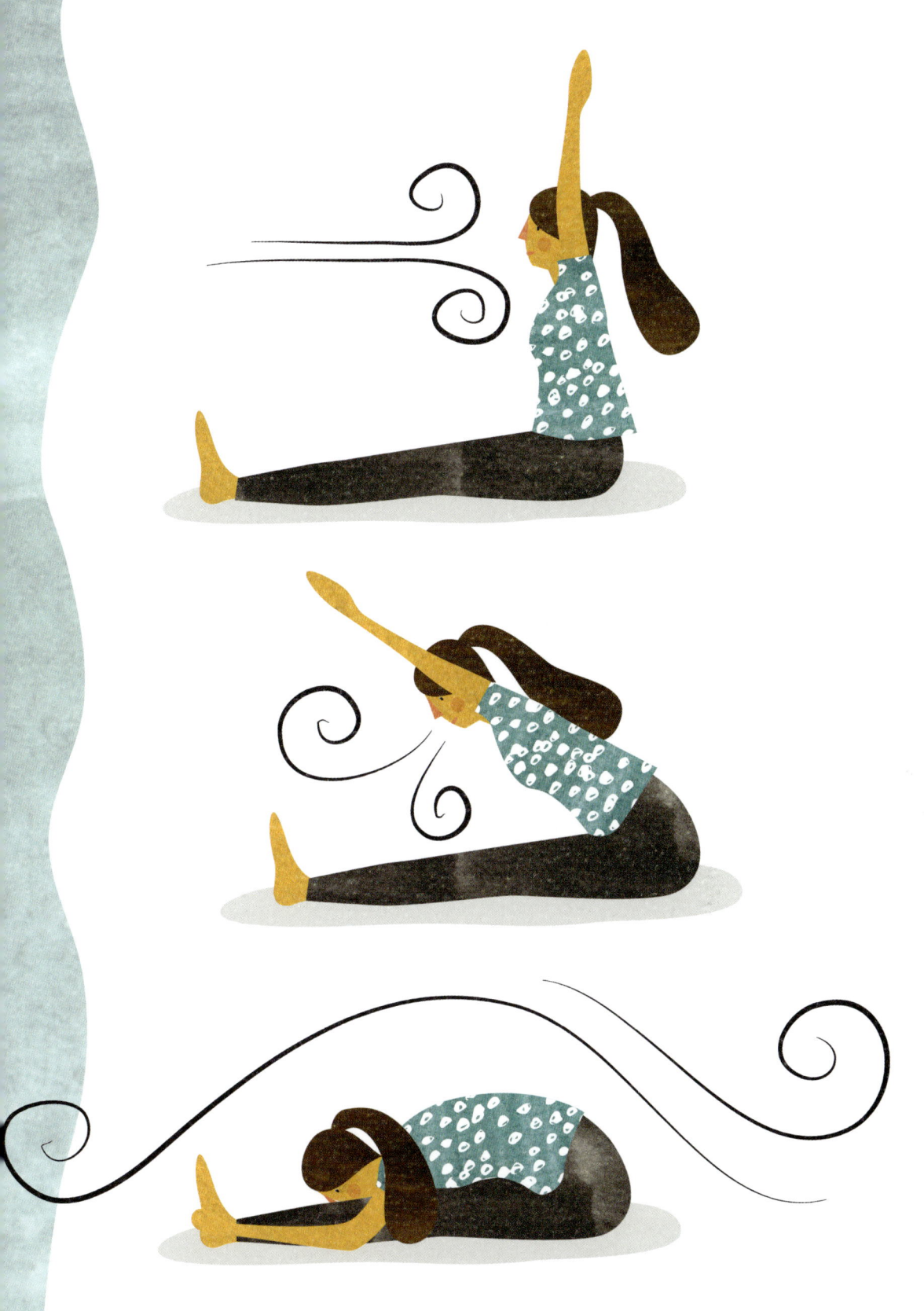

신발끈 자세

파두카반디니 아사나(Padukabandhini asana)

신발끈 자세는 다리가 신발끈처럼 서로 감기는 모습에서 이름을 얻었다. 이 자세는 골반의 움직임을 향상시키고 허리 아래쪽과 엉덩이·다리 근육을 강화하며 담낭과 신장의 기능을 활성화한다. 또한 마음을 차분하게 만드는 데 도움을 준다고 알려져 있다.

자세 수행 방법

1. 바닥에 앉아 다리를 앞으로 뻗고 척추를 곧게 세운다. 엉덩이는 매트 위에 단단히 닿아야 하며 상체를 곧게 세우고 정면을 바라본다.

2. 숨을 들이쉬며 왼쪽 무릎을 구부려 발을 몸 쪽으로 당긴다. 왼발을 오른다리 위로 들어 올리고 왼쪽 발뒤꿈치를 오른쪽 엉덩이 바깥쪽 바닥에 놓는다.

3. 또 한 번 숨을 들이쉬며 오른쪽 무릎을 구부리고 발뒤꿈치를 왼쪽 엉덩이 바깥쪽으로 밀어낸다. 왼쪽 무릎이 오른쪽 무릎 위에 쌓이도록 위치를 맞추고 두 무릎이 골반 중앙에 위치하도록 정렬한다(이 자세가 불편하거나 통증이 느껴지면 오른다리를 펴고 유지한다).

4. 척추를 길게 늘이고 가슴을 열어 정면을 바라본다. 팔은 몸 옆으로 자연스럽게 내리고 발을 부드럽게 잡는다. 몇 차례 깊게 호흡하며 몸을 안정시킨다. 필요에 따라 요가 블록, 볼스터, 접은 담요 등을 사용한다.

5. 여기서 추가로 상체를 숙이고 싶다면, 숨을 내쉬며 골반에서부터 상체를 앞으로 접는다. 심장은 교차한 다리 위에 위치하도록 하고 손은 바닥이나 요가 블록에 올려서 체중을 지탱한다. 몇 차례 편안하게 호흡하며 자세를 유지한다.

6. 손으로 바닥을 눌러 천천히 척추를 위로 세우며 상체를 일으킨다. 손을 몸 뒤에 살짝 대고 상체를 기울이며 다리를 풀어 바닥에 다시 뻗는다.

7. 자세를 반대 방향으로 반복하여 몸의 균형을 맞춘다.

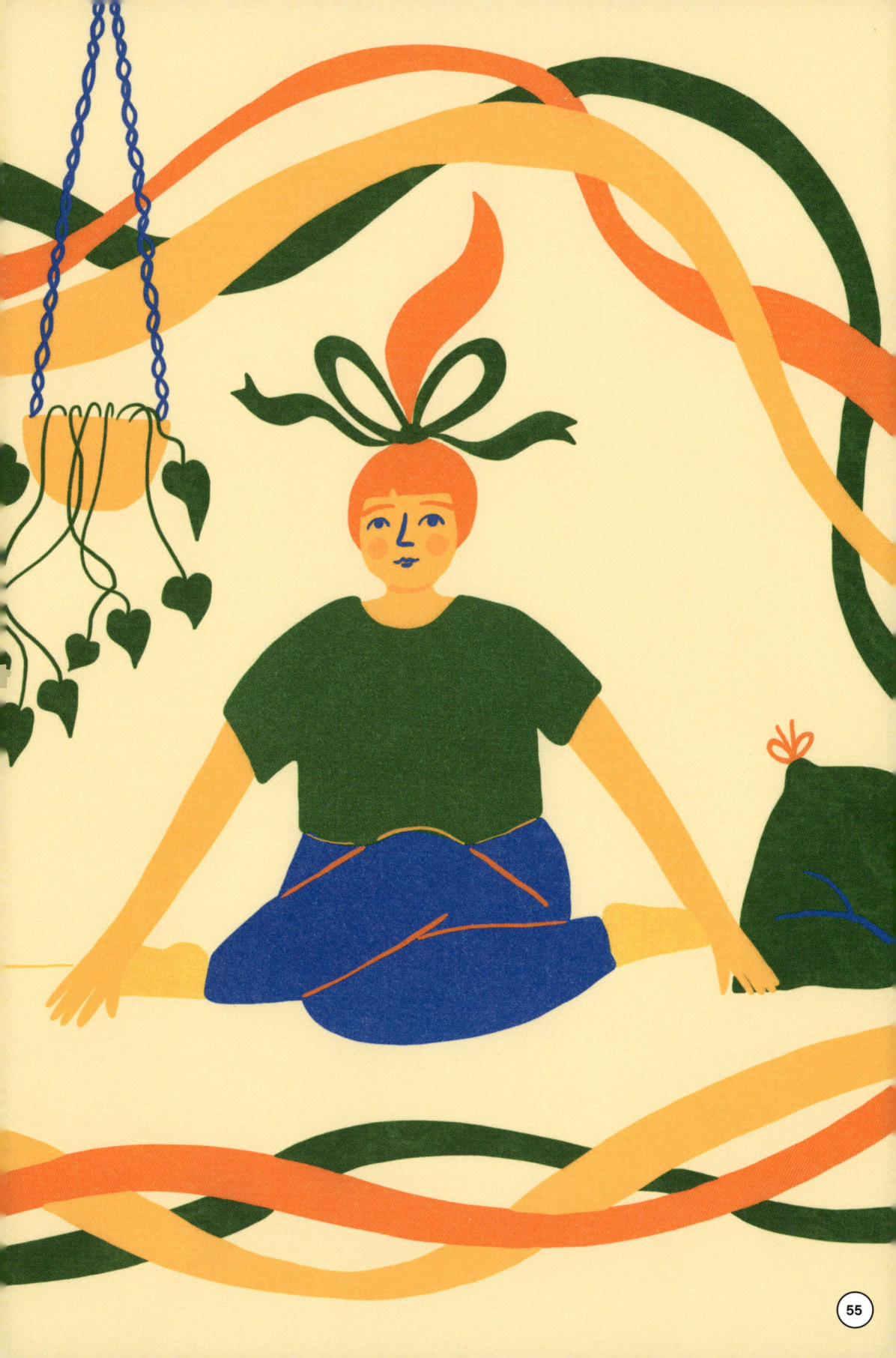

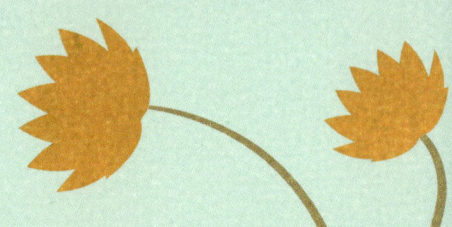

연꽃 자세

파드마사나(Padmasana)

연꽃은 깊고 두꺼운 진흙 속에서 가장 아름답게 피어나며 순수, 깨달음, 회복, 재탄생의 상징이다. 연꽃 자세는 마음을 진정시키고, 깊은 명상을 준비하는 데 도움을 준다고 알려져 있다. 그러나 이는 난이도가 높은 고급 자세이므로 몸이 자연스럽게 열리게끔 편안한 속도로 충분한 워밍업과 함께 천천히 연습해야 한다. 무릎·발목·골반의 부상, 관절 염증, 혈액순환 문제에 유의해야 한다면 이 자세를 피해야 한다.

자세 수행 방법

1. 바닥에 앉아 다리를 앞으로 뻗고 척추를 곧게 세운다.

2. 오른쪽 무릎을 구부려 골반에서부터 다리를 바깥쪽으로 돌린다. 왼쪽 허벅지를 바깥쪽으로 열어 오른발을 왼쪽 골반이 접히는 부분에 놓는다. 발바닥은 위를 향해야 한다.

3. 왼쪽 무릎을 구부려 다리를 몸 쪽으로 당기고, 오른다리 위로 가져온다. 오른쪽 골반에 왼발을 놓고 발바닥이 위를 향하게 한다. 양발의 윗부분과 발목은 고관절이 접히는 부분에 안정적으로 놓는다.

4. 엉덩이뼈를 바닥에 단단히 붙이고 척추를 곧게 세운다. 숨을 들이쉬며 가슴을 열어준다. 손을 무릎 위에 가볍게 올리거나 명상에서 자주 사용하는 지안 무드라(Gyan Mudra)를 취한다(44페이지 4단계 참조).

5. 이 자세에서 편안한 호흡을 이어가며 원하는 시간만큼 머무른다. 자세를 풀 때는 다리를 한 번에 하나씩 천천히 앞으로 뻗는다. 이번에는 먼저 왼발을 오른쪽 골반이 접히는 부분에 놓고 자세를 반복한다.

6. 연꽃 자세는 명상에 쓰이는 동작이다. 이 자세를 할 때 다리 교차 순서를 매일 번갈아서 해주는 것이 중요하다.

팁과 주의 사항

* 본인에게 연꽃 자세가 너무 어렵더라도 상심할 필요가 없다. 몸에 무리가 덜 가는 대안으로 다리를 어떤 방식으로든 편안하게 교차하는 '편안한 자세' 수카사나(Sukhasana)가 있다.

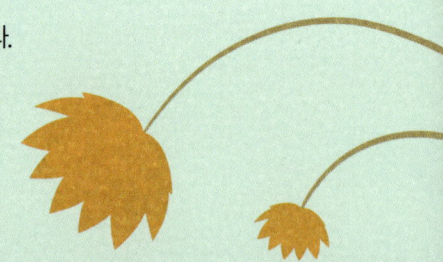

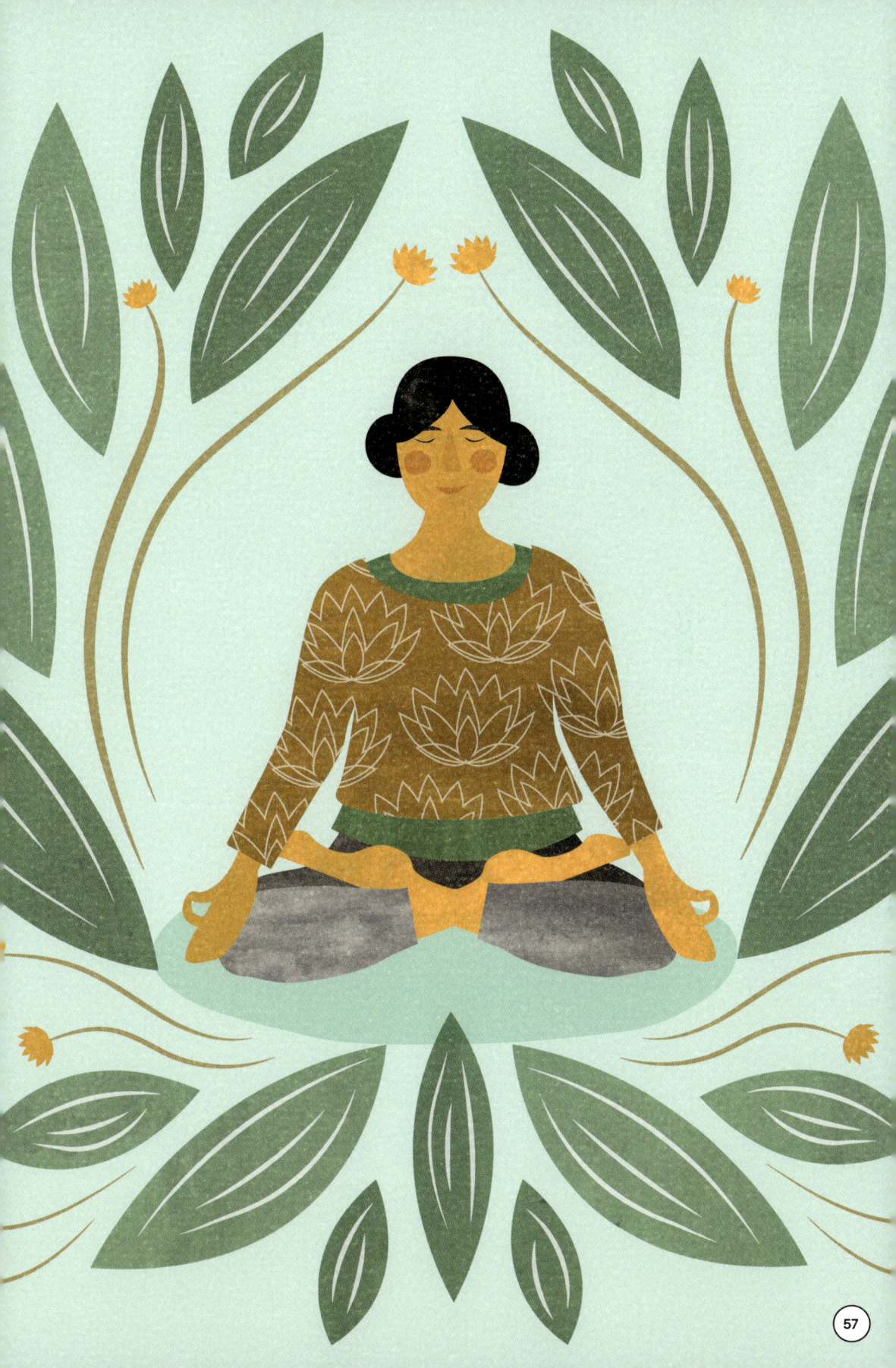

보트 자세

나바사나(Navasana)

보트 자세는 파도처럼 오르내리는 인생의 여러 굴곡에 대처할 수 있도록 내면의 힘을 길러준다. 이 자세는 코어와 복부 근육을 단련하고 허리 아래쪽을 강화하여 신진대사를 촉진한다. 또한, 어려운 상황을 극복할 수 있는 자신감과 자존감을 키워준다.
주의: 목 부상, 두통 또는 저혈압이 있는 사람은 이 자세를 피하는 것이 좋다.

자세 수행 방법

1. 바닥에 앉아 다리를 앞으로 곧게 뻗고 상체를 곧게 세운다. 꼬리뼈에서부터 척추를 길게 늘이고 어깨를 뒤로 젖혀 가슴을 열어준다.

2. 손바닥을 엉덩이 뒤쪽 바닥에 놓고 손끝은 발 쪽을 향하게 한다. 상체를 곧게 유지하며 천천히 뒤로 기울인다. 엉덩이뼈를 중심으로 균형을 잡으면서 몇 차례 호흡한다.

3. 숨을 내쉬며 무릎을 구부리고 발을 바닥에서 들어 올린다. 코어와 복부 근육을 활성화하며 다리와 발을 천장 방향으로 뻗는다. 다리는 바닥과 편안한 각도를 유지하도록 한다.

4. 팔을 곧게 펴고 바닥과 평행하게 뻗는다. 손은 다리 바깥쪽에 두고 손끝은 앞쪽을 향한다.

5. 몇 차례 안정적으로 숨을 들이쉬고 내쉬며 자세를 유지한다. 허리에 무리를 주지 않도록 주의하며, 편안한 시간 동안만 자세를 유지한다.

6. 숨을 내쉬며 다리를 천천히 바닥으로 내린다. 숨을 들이쉬며 상체를 곧게 세워 앉은 자세로 돌아간다.

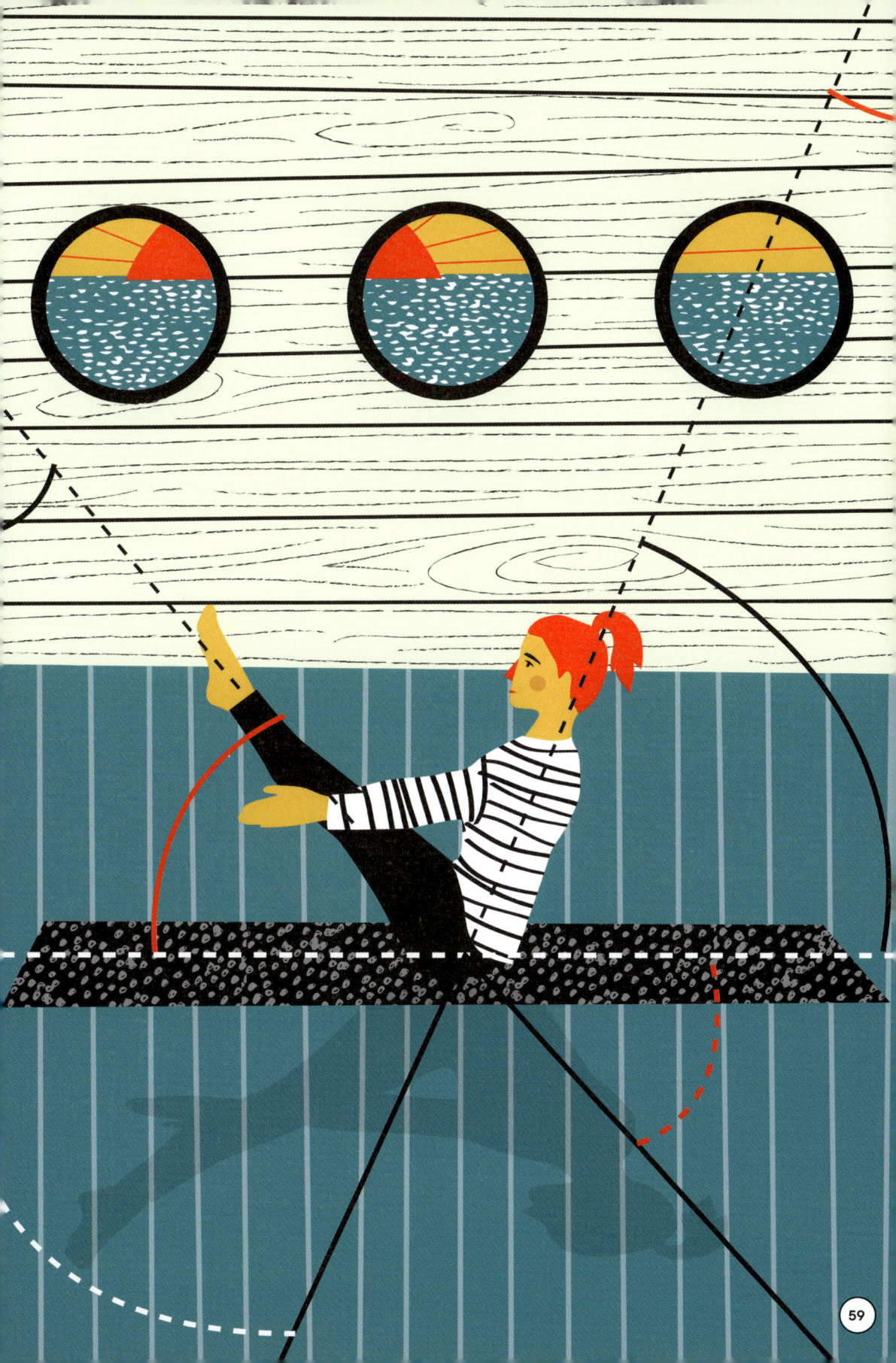

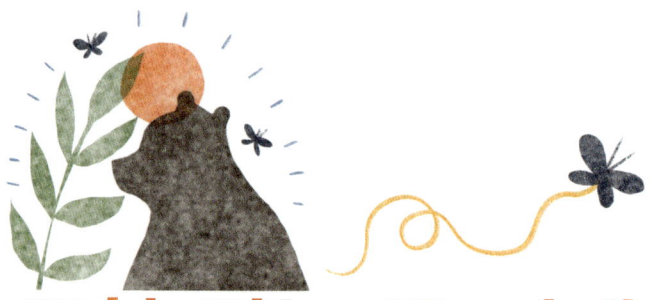

균형 잡는 곰 자세(척추 자세)

메루단다사나(Merudandasana)

곰은 멋지고 강인한 동물로 주변 환경과 조화를 이루며 살아간다. 균형 잡는 곰 자세는 균형감각, 집중력, 주의력을 향상시키고 코어와 척추를 강화하는 데 도움을 준다. 또한 소화기관에 좋고 골반과 햄스트링을 스트레칭해준다.

자세 수행 방법

1. 나비 자세(46페이지 참조)처럼 발바닥을 서로 맞대고 앉아 무릎을 바닥으로 내린다. 몇 차례 깊게 호흡하며 몸과 마음을 안정시킨다.

2. 양손의 엄지, 검지, 중지로 각 발의 엄지발가락을 잡는다. 정면의 한 곳을 응시하며 시선을 고정한다.

3. 엉덩이뼈를 바닥에 단단히 붙이고 배꼽을 척추 쪽으로 끌어당기는 느낌으로 코어 근육을 활성화한다. 척추를 곧게 유지하며 골반에서부터 상체를 살짝 뒤로 기울인다. 이때 균형은 꼬리뼈를 중심으로 잡는다.

4. 숨을 들이쉬며 다리, 코어, 팔 근육을 활성화한다. 엄지발가락을 잡은 상태로 다리를 바깥쪽과 위쪽으로 뻗는다. 다리와 상체가 편안한 각도와 높이를 유지하도록 한다. 다리를 완전히 펴기 어렵다면 무릎을 살짝 구부려도 괜찮다. 꾸준한 연습으로 점차 다리를 완전히 뻗는 자세로 나아갈 수 있다.

5. 균형을 유지하며 부드럽고 안정적으로 호흡한다. 이 자세를 즐기며 몸의 강인함과 집중력을 느낀다.

6. 숨을 내쉬며 무릎을 구부리고 발을 다시 바닥에 놓는다. 상체를 곧게 세워 앉은 자세로 돌아온다.

7. 다리를 앞으로 뻗고 살짝 흔들어 긴장을 풀어준다.

8. 앉은 상태로 천천히 호흡한다. 원한다면 바닥에 등을 대고 누워 팔과 다리를 뻗는 송장 자세(114페이지 참조)로 잠시 휴식을 취해도 좋다.

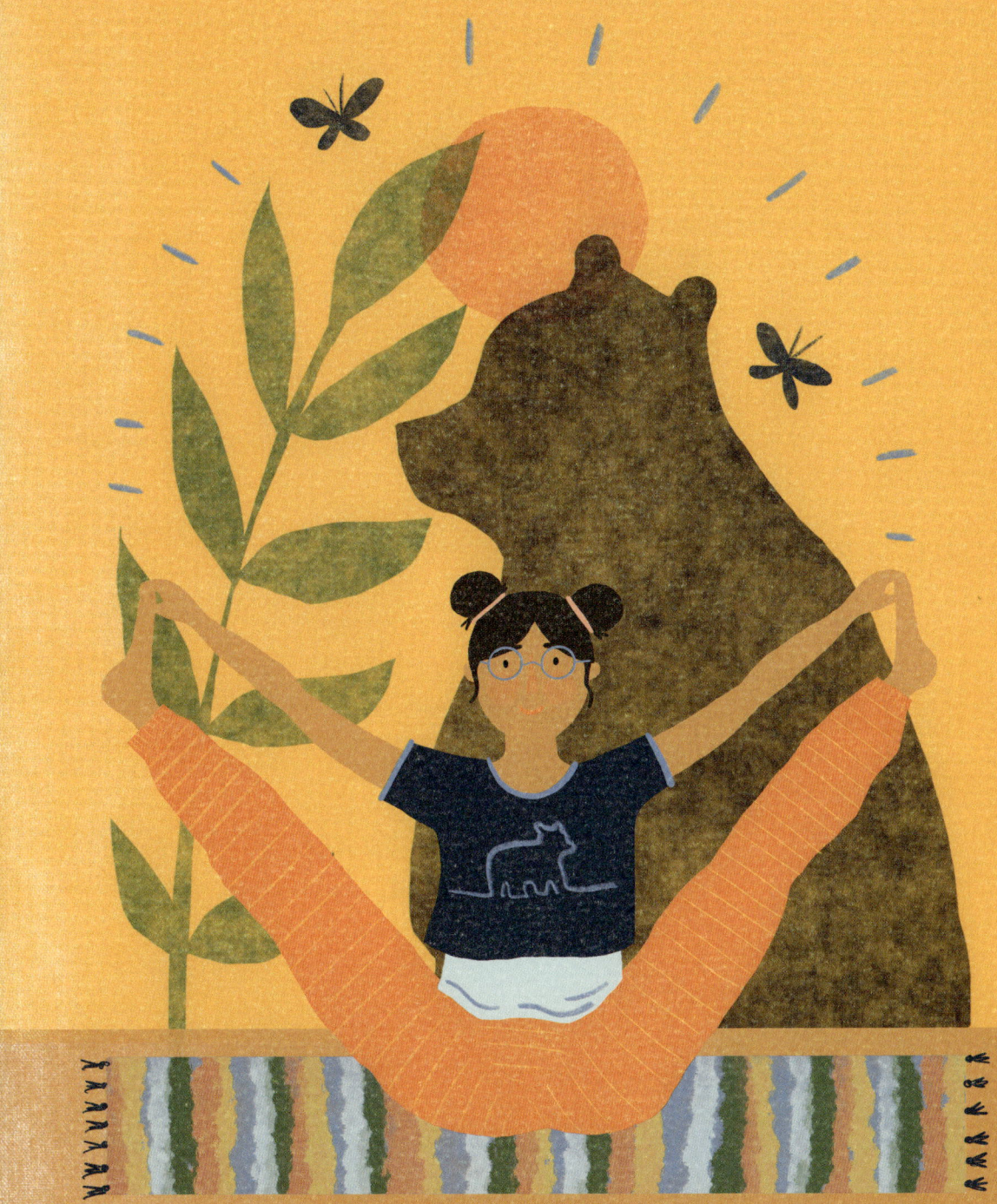

고양이 자세

마르자리아사나(Marjaryasana)

고양이 자세는 단순하면서도 역동적인 자세로 고양이의 힘과 민첩함에서 영감을 받았다. 고대 이집트인은 고양이에게 신성한 에너지가 있다고 믿었으며, 이를 두고 고양이가 9개의 목숨이 있다고 전해오는지도 모른다. 이 자세는 척추에 중점을 두며 몸 전체의 건강에 중요한 역할을 한다. 척추는 뇌와 몸의 나머지 부분을 연결하는 신경 기둥인 척수를 보호하므로 이 자세는 수행자의 전반적인 삶의 질을 향상시킨다. 고양이 자세는 종종 소 자세(64페이지 참조)와 함께 연습된다.

자세 수행 방법

1. 시계 방향과 반시계 방향으로 손목을 부드럽게 회전하며 손목을 워밍업한다.

2. 매트 위에서 네발 자세를 취한다. 팔과 손목을 어깨와 정렬하고 손바닥을 바닥에 평평하게 두며 손가락을 살짝 벌린다. 무릎은 골반 바로 아래에 위치시키고 정강이는 바닥에 닿게 한다. 발등은 바닥에 닿고 발바닥은 하늘을 향한다(필요하면 무릎 아래를 접은 담요로 받쳐준다). 척추는 곧게 펴고 머리와 목은 척추와 일직선을 유지하며 바닥을 응시한다. 이 자세를 중립 자세 또는 탁자 자세라고 한다.

3. 숨을 내쉬며 팔과 다리로 몸을 단단히 지탱한다. 복부를 안으로 끌어당기며 척추를 천장 방향으로 둥글게 만든다. 정수리와 꼬리뼈를 바닥 쪽으로 부드럽게 내린다. 이때 척추는 볼록하게 튀어나온 모양을 이룬다. 손으로 바닥을 밀어 어깨뼈를 넓히고, 머리와 목은 이완시킨다. 시선은 배를 향한다.

4. 자세를 유지하며 부드럽고 안정적으로 호흡한다. 척추의 각 부분이 확장되고 움직이는 느낌에 집중한다. 소 자세(64페이지 참조)로 연결하고 고양이 자세로 돌아오는 흐름을 몇 차례 반복한다.

5. 다시 무릎 꿇은 자세로 돌아와 손목을 부드럽게 펴고 잠시 고요한 순간을 즐기며 휴식을 취한다.

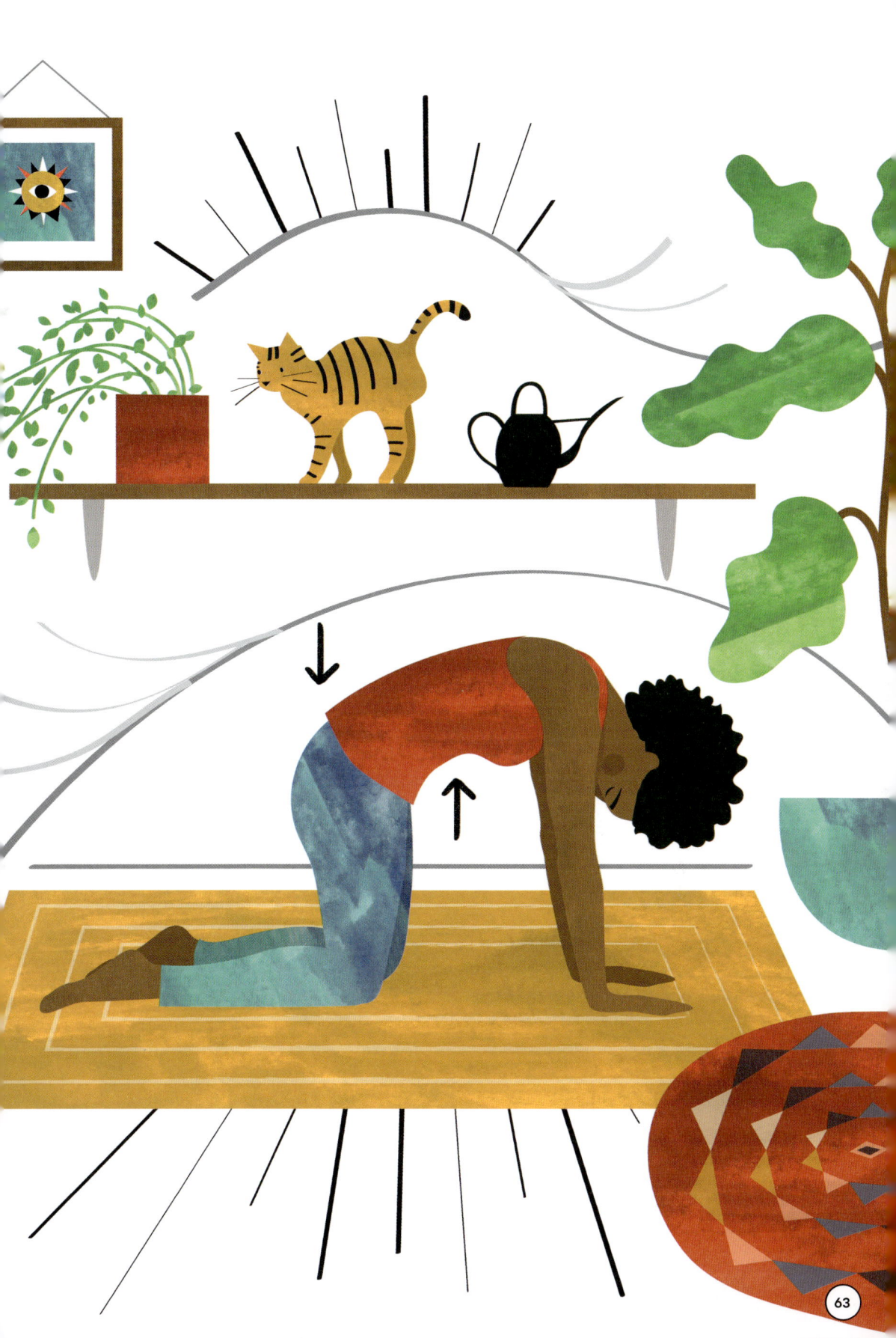

소 자세

비틸라사나(Bitilasana)

소는 힌두교, 자이나교, 불교 등의 종교에서 신성한 대상으로 여겨지며, 다양한 문화권에서 비옥함, 너그러움, 모성, 번영의 상징으로 숭배한다. 소 자세는 척추를 부드럽게 자극하고 등, 복부, 어깨, 엉덩이 근육을 강화하고 긴장을 풀어준다. 이 자세는 종종 고양이 자세(62페이지 참조)와 함께 수행되며, 더 복잡한 뒤로 굽히는 동작이나 시퀀스를 준비하는 데 효과적인 워밍업으로 활용된다.

자세 수행 방법

1. 손목을 시계 방향과 반시계 방향으로 부드럽게 회전하며 준비한다.

2. 네발로 엎드린 탁자 자세(62페이지 2단계 참조)를 취한다.

3. 숨을 내쉬며 어깨를 뒤로 젖혀 가슴을 열고 목을 부드럽게 앞으로 뻗는다. 턱을 위로 들어 올리며 시선을 위쪽으로 향한다. 동시에 복부를 아래로 내리고 척추를 아래쪽으로 휘게 한다. 꼬리뼈를 위로 들어 올리고 골반을 뒤로 기울이며 척추의 기저에서부터 머리까지 길게 스트레칭한다.

4. 골반을 살짝 기울여서 꼬리뼈가 뒤로 빠지도록 한다. 이때 복부 근육을 사용하여 배꼽을 척추 쪽으로 당긴다.

5. 숨을 내쉬며 탁자 자세로 돌아오거나 고양이 자세로 자연스럽게 연결한다. 무릎이 불편하다면 접은 담요를 무릎 아래에 놓아 지지한다.

6. 천천히 호흡하며 척추가 부드럽게 늘어나는 느낌에 집중한다. 고양이 자세와 소 자세를 번갈아 가며 동작의 흐름을 만든다.

7. 준비가 되면 무릎 꿇은 자세로 돌아간다. 원하는 경우 아기 자세(108페이지 참조)로 옮겨서 이마를 매트에 대고 팔은 다리 옆으로 내려놓는다. 손바닥은 위를 향하게 한다. 몇 차례 깊게 호흡하며 긴장을 풀고 휴식한다.

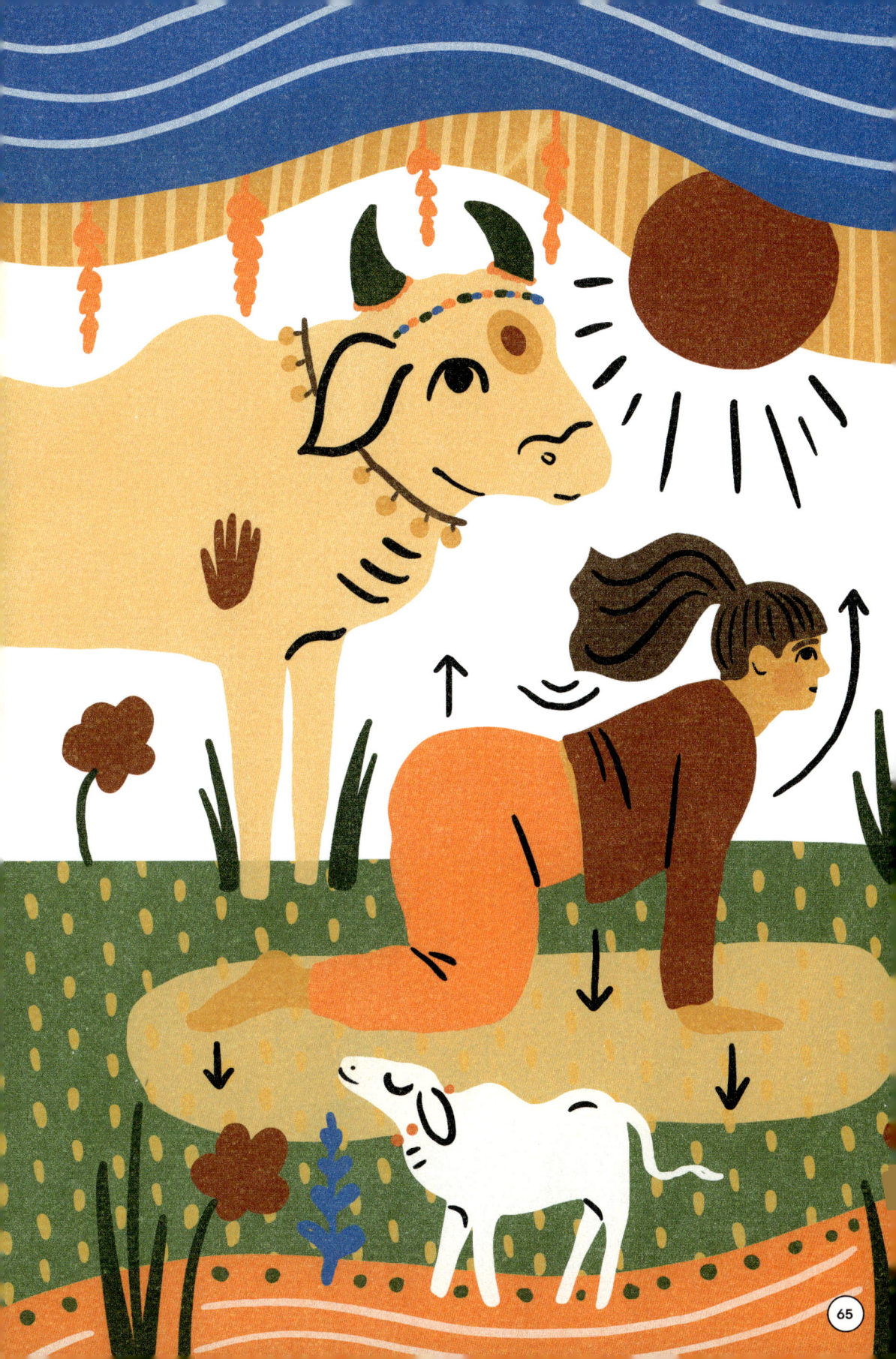

행복한 아기 자세

아난다 발라사나(Ananda balasana)

아기는 유연하고 감정표현이 자유로우며 아무 조건 없이 사랑을 나누는 존재다. 행복한 아기 자세는 가볍고 유쾌한 자세로 모든 수준의 수행자가 즐길 수 있다. 이 자세는 허리 아래쪽 긴장을 완화하고 엉덩이와 허벅지를 스트레칭하며 마음을 진정시킨다. 스트레스와 피로를 풀어주는 데도 도움을 주는데, 가장 좋은 점은 수행 중에 미소를 짓게 한다는 것이다.

주의: 목이나 무릎 부상이 있는 사람은 이 자세를 피하는 것이 좋다.

자세 수행 방법

1. 요가 매트 위에 등을 대고 누워 다리를 위로 뻗는다. 발은 천장을 향하도록 유지한다. 몇 차례 깊게 호흡하며 마음을 차분하게 하고 어린 시절로 돌아가는 상상을 한다.

2. 숨을 내쉬며 무릎을 구부려 천천히 가슴 쪽으로 당긴다. 발바닥은 천장을 향하고 바닥에서 떨어지게 한다.

3. 양손으로 각 발의 바깥쪽을 잡는다. 만약 손이 발에 닿지 않는다면 요가 스트랩을 발바닥에 걸거나 발목 또는 정강이를 잡아도 좋다.

4. 무릎을 몸통보다 약간 넓게 벌린다. 무릎을 부드럽게 겨드랑이 쪽으로 이동시키고 발목은 무릎 위에 위치하도록 한다. 발바닥은 천장을 향한다. 이 자세에서 부드럽게 호흡한다.

5. 머리, 목, 어깨, 등, 골반은 바닥과 평평하게 되도록 유지한다. 얼굴 근육을 이완시키고 몸이 아래로 열리면서 풀리는 느낌에 집중한다. 아기처럼 행복하게 좌우로 살짝 흔들어준다.

6. 준비가 되면 발에 힘을 빼고 다리를 천천히 바닥으로 내린다. 편안한 책상다리 자세로 천천히 일어난다.

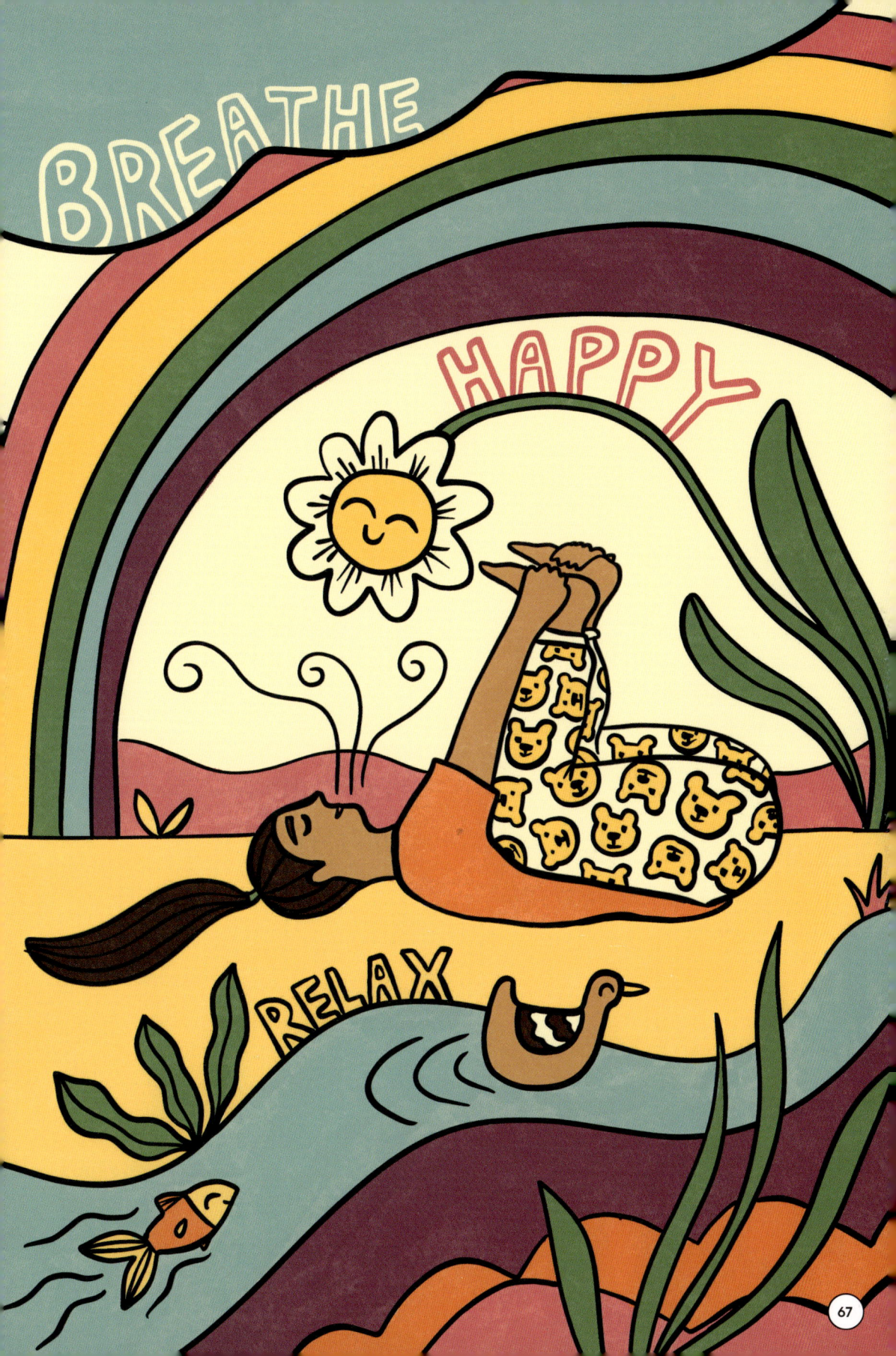

누운 나비 자세

숩타 받다 코나사나(Supta baddha konasana)

나비들의 우아한 자태를 보면 왜 나비 자세가 긴장감을 풀어주고 마음의 여유를 주는지 알 수 있다. 누운 나비 자세는 몸의 긴장을 풀고 스트레스를 완화하며 평온함을 되찾는 데 도움을 준다. 이 자세는 골반과 허벅지의 유연성을 향상시키고 복부와 골반 부위의 순환을 개선하며 몸의 에너지를 정화하는 데 도움을 준다. 또한, 가슴과 상체, 목, 머리, 팔의 긴장을 부드럽게 풀어준다.

자세 수행 방법

1. 바닥에 앉아 다리를 앞으로 뻗고 척추를 곧게 세운다. 엉덩이는 바닥에 단단히 닿아 있어야 하고 상체를 곧게 유지하여 몇 차례 깊게 호흡하며 몸과 마음을 차분하게 한다.

2. 숨을 들이쉬며 무릎을 구부리고 발을 골반 쪽으로 당긴다. 발바닥을 서로 맞대고 무릎과 허벅지를 바닥 쪽으로 내린다. 편안한 범위에서 다리를 벌려 과도한 스트레칭을 피한다.

3. 손을 엉덩이 옆 바닥에 놓고 팔의 도움을 받아 상체를 천천히 바닥으로 내린다. 상체를 내리는 동안 불편하거나 통증이 느껴진다면 앉은 자세에서 멈추고 호흡하며 안정을 유지한다.

4. 팔은 몸에서 멀리 뻗어 손바닥을 위로 향하게 하거나 복부 위에 가볍게 올려놓는다.

5. 몸을 완전히 이완시키고 부드럽게 호흡한다. 이 자세로 몇 분간 머무르거나 편한 시간만큼 유지한다.

6. 다리를 풀고 몸을 옆으로 돌린 후 팔로 짚어서 천천히 앉은 자세로 돌아온다.

팁과 주의 사항

* 요가 블록, 쿠션 또는 담요를 무릎 아래나 허리 뒤에 놓아 편안함을 높이고 동작을 더 효과적으로 만들어줄 수 있다.

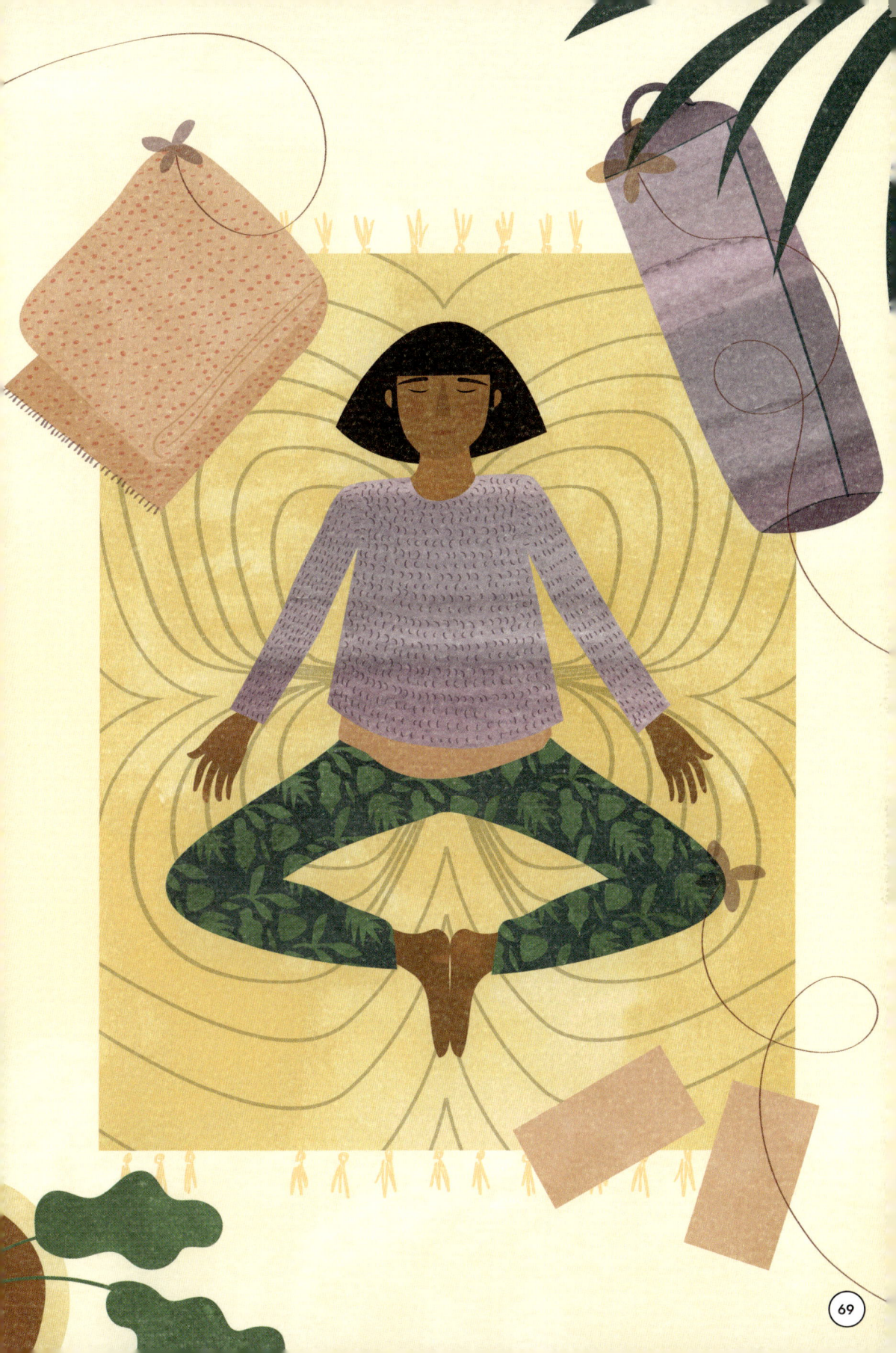

누워 엄지발가락 잡기 자세

숩타 파당구스타사나(Supta padangusthasana)

이 자세는 강력한 스트레칭 동작으로서 허리 통증을 완화하고 하복부의 순환을 촉진하여 햄스트링과 종아리의 긴장을 풀어준다. 또한 무릎과 다리 근육을 강화하고 마음을 차분하게 만드는 데 도움을 준다.

자세 수행 방법

1. 바닥에 등을 대고 누워 다리를 엉덩이에서부터 뒤꿈치까지 곧게 뻗는다. 발은 발등 쪽으로 굽히고 몇 차례 깊게 호흡하며 몸과 마음을 안정시킨다.

2. 숨을 들이쉬며 오른쪽 무릎을 구부려 가슴 쪽으로 당긴다. 손으로 오른쪽 무릎의 힘을 빼면서 살짝 끌어안는다. 오른발의 엄지발가락을 엄지와 검지 또는 중지와 잡거나 요가 스트랩을 오른쪽 발바닥에 감고 양손으로 스트랩을 잡는다.

3. 오른다리를 천천히 펴고 엉덩이에서부터 천장 방향으로 뻗는다. 뒤꿈치를 천장 쪽으로 밀어내며 손이나 스트랩으로 다리를 지탱한다. 이때 양팔은 곧게 펴야 한다.

4. 왼발, 왼다리, 엉덩이, 몸통은 바닥에 단단히 고정되어 있어야 한다. 몸이 바닥을 향해 부드럽게 열리고 이완되는 느낌에 집중한다.

5. 양쪽 다리의 근육을 활성화하여 뒤꿈치를 밀어낸다. 무릎관절이 과하게 펴지지 않도록 허벅지 근육을 활성화하고 무릎뼈를 살짝 들어 올린다.

6. 가능하다면 오른발을 머리 쪽으로 살짝 더 가까이 당겨 다리 뒤쪽 근육을 스트레칭할 수 있다. 몇 분 동안 부드럽게 호흡하며 자세를 유지한다.

7. 오른다리를 엉덩이에서부터 바깥쪽으로 돌려 무릎과 발가락이 오른쪽을 향하도록 한다. 다리를 오른쪽으로 천천히 내려놓되 바닥에 닿지 않는 높이에서 유지한다. 몇 차례 깊게 호흡하며 자세를 유지한다.

8. 오른다리를 천천히 다시 천장 쪽으로 들어 올린다. 스트랩이나 발가락을 풀고 숨을 내쉬며 다리를 바닥으로 천천히 내린다.

9. 잠시 누운 자세에서 휴식을 취하고 왼다리로 동작을 반복한다.

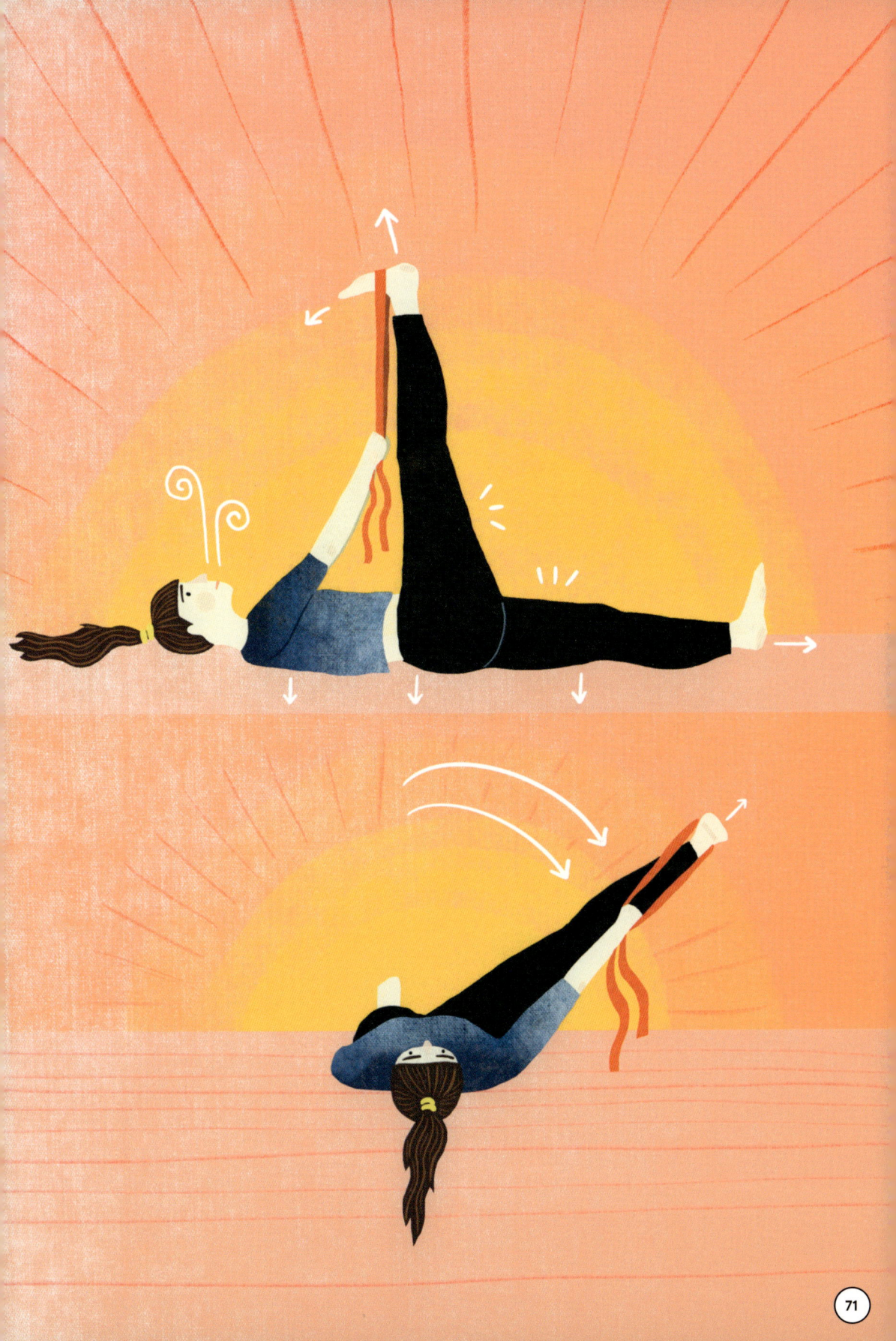

다운독 자세

아도 무카 스바나사나 (Adho mukha svanasana)

친근하고 충성스러우면서 장난기가 많은 개는 가정에서 종종 제일 사랑받는 존재다. 그렇기에 요가에서도 가장 사랑받는 자세 중 하나가 개와 관련된 자세라는 사실은 전혀 놀랍지 않다. 다운독(downward dog) 자세는 척추를 길게 늘이고 상체, 다리, 팔의 긴장을 풀어주는 동시에 몸에 산소를 공급하는 데 도움을 준다. 이 자세는 팔, 어깨, 손목, 복부, 다리를 강화하며 신경계를 자극하여 기억력과 집중력을 향상하는 효과가 있다.

자세 수행 방법

1. 손목을 시계 방향과 반시계 방향으로 부드럽게 회전하여 워밍업한다.

2. 네발로 엎드린 탁자 자세(62페이지 2단계 참조)를 취한다.

3. 이 상태에서 발을 발등 쪽으로 굽혀서 발가락으로 바닥을 지탱한다. 숨을 내쉬며 팔과 다리로 바닥을 단단히 누르면서 엉덩이를 천장 방향으로 들어 올린다. 복부 근육을 활성화하여 배꼽을 척추 쪽으로 당긴다.

4. 이때 몸은 삼각형 모양이 된다. 첫 번째 직선은 골반에서부터 척추를 따라 팔로 이어지며 손바닥까지 연결된다. 두 번째 직선은 골반에서부터 다리를 따라 발까지 이어진다.

5. 다리를 길게 늘이며 발뒤꿈치를 바닥 쪽으로 내린다(발뒤꿈치가 바닥에 닿지 않아도 괜찮다). 무릎관절이 과하게 펴지지 않도록(과신전) 주의하고 다리 근육을 활성화한다.

6. 팔은 곧게 펴고 손바닥으로 바닥을 단단히 누른다. 어깨는 귀에서 멀어지게 하고 목은 이완시킨다. 머리는 팔 사이에서 편안하게 늘어뜨린다.

7. 이 자세에서 몇 차례 깊게 호흡하며 햄스트링, 등, 척추, 팔의 스트레칭과 함께 목의 이완을 느낀다.

8. 숨을 내쉬며 무릎을 바닥으로 내리고 탁자 자세로 돌아간다. 팔을 짚어 무릎으로 선 자세로 돌아와 손목을 풀어준다.

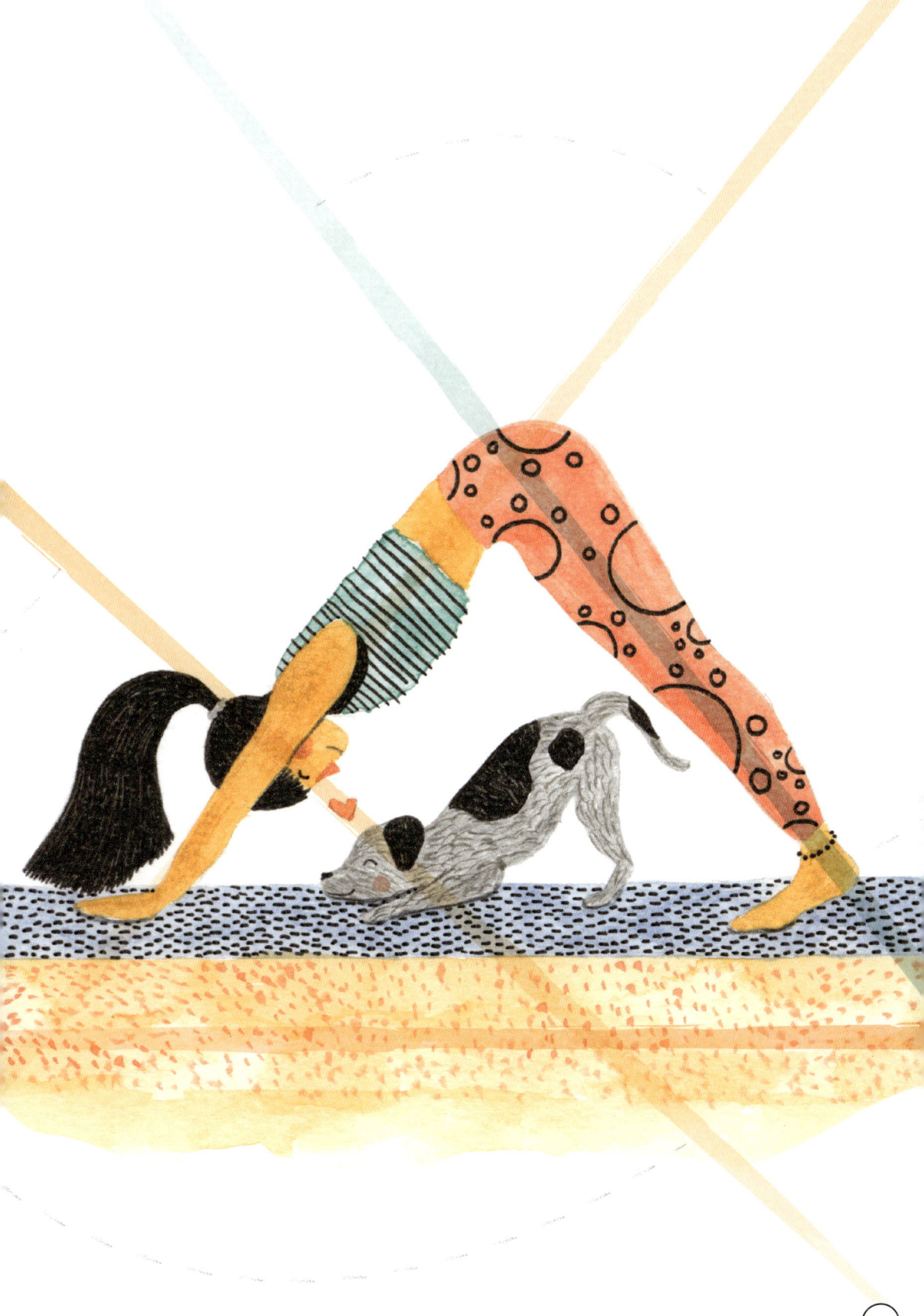

플랭크 자세

팔라카사나(Phalakasana)

플랭크 자세는 몸과 마음에 매우 이로운 자세다. 이 자세는 복부, 가슴, 하체 근육을 단련하고 팔, 척추, 다리, 명치 부위를 강화한다. 또한 정신적 회복력을 키우고 의지력, 집중력, 방향성을 높이는 데 도움을 준다.

자세 수행 방법

1. 네발로 엎드린 탁자 자세(62페이지 2단계 참조)를 취한다. 이때, 검지와 엄지로 바닥을 단단히 누르고 어깨를 열어준다.

2. 몇 차례 깊게 호흡하며 집중력을 끌어올려 복부 근육을 활성화한다.

3. 숨을 내쉬며 발가락을 바닥으로 말아 넣고, 오른발을 뒤로 뻗은 후 왼발도 뒤로 뻗는다. 골반, 허벅지, 복부를 들어 올려 몸이 일직선을 이루도록 한다. 어깨가 강하게 열려 있도록 유지하며, 정수리가 앞을 향하도록 한다.

4. 팔로 바닥을 눌러 안정감을 유지하고 발을 뒤로 밀어준다. 복부 근육을 계속 활성화하여 배꼽을 척추 쪽으로 당기고 꼬리뼈를 발 쪽으로 길게 늘인다. 몸 전체가 견고하게 연결된 느낌을 유지한다.

5. 몇 차례 깊게 호흡하며 몸 안에서 흐르는 힘과 에너지를 느낀다.

6. 천천히 무릎을 바닥 쪽으로 내리고 손을 뒤로 하여 무릎 꿇은 자세로 돌아온다. 손목을 부드럽게 풀어주고 아기 자세(108페이지 참조)로 연결하여 어깨와 등을 풀어준다.

팁과 주의 사항

* 3단계에서 무릎을 바닥에 내린 상태로 상체의 기울기와 스트레칭을 유지하는 방법도 있다.

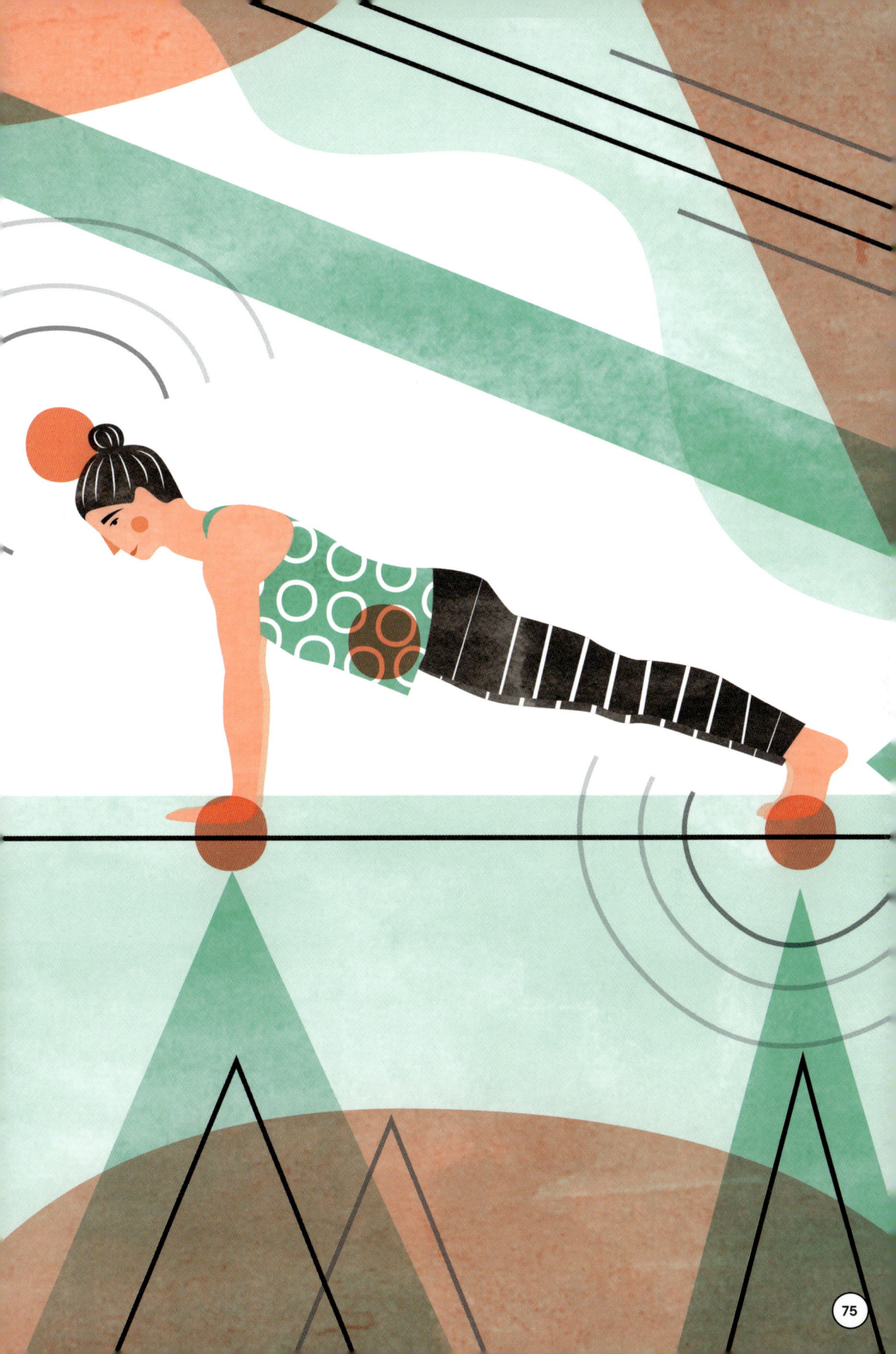

반 물고기 신 자세

아르다 마첸드라사나(Ardha matsyendrasana)

요가에서 몸을 비트는 자세는 척추의 유연성을 높이고 신장, 위, 췌장, 비장 같은 내부 장기를 자극하며 등, 어깨, 목을 스트레칭한다. 반 물고기 신 자세는 앉은 상태에서 몸을 꼬는 자세 중 얌전하게 변형된 동작이다.

자세 수행 방법

1. 바닥에 앉아 다리를 앞으로 뻗은 채 발뒤꿈치를 앞으로 밀고 발가락은 천장을 향하게 한다. 몇 차례 깊게 호흡하여 몸과 마음을 안정시킨다.

2. 숨을 들이쉬며 오른쪽 무릎을 구부려 골반 쪽으로 당긴다. 오른발을 왼다리 바깥쪽 바닥에 놓고 발바닥은 왼쪽 엉덩이 옆에 놓는다.

3. 왼쪽 무릎을 구부려 왼쪽 허벅지가 바닥에 평평하게 닿도록 유지한다. 왼발을 오른쪽 엉덩이 옆에 위치시킨다. 고관절을 정렬하고 바닥에 붙이고 앉아 몸통은 정면을 향하게 한다.

4. 척추를 천장 방향으로 길게 늘이고 복부 근육을 활성화한다. 숨을 들이쉬며 오른팔을 천장 쪽으로 들어 올린 후 오른팔을 등 뒤로 내려 등 한가운데에 가볍게 대고 지지한다. 골반에서부터 상체를 오른쪽으로 부드럽게 비튼다.

5. 숨을 들이쉬며 왼팔을 천장 쪽으로 들어 올린다. 왼팔로 오른쪽 허벅지를 감싸 몸통 쪽으로 끌어안거나 왼쪽 팔꿈치를 오른쪽 무릎 바깥쪽에 걸쳐 아래팔이 천장을 향하도록 한다.

6. 척추를 길게 늘이고 가슴을 열며 몇 차례 깊게 호흡한다. 숨을 내쉴 때마다 조금씩 부드럽게 비튼다.

7. 팔을 풀고 상체를 천천히 정면으로 돌린다. 손바닥을 오른발 바깥쪽 바닥에 놓고 자세를 반대 방향으로 풀어준다. 몇 차례 호흡한 후 처음 자세로 돌아간다.

8. 반대쪽도 같은 동작을 취하여 몸의 균형을 맞춘다.

팁과 주의 사항

* 뒤쪽 손 아래에 요가 블록을 놓아 몸의 정렬을 도울 수 있다.

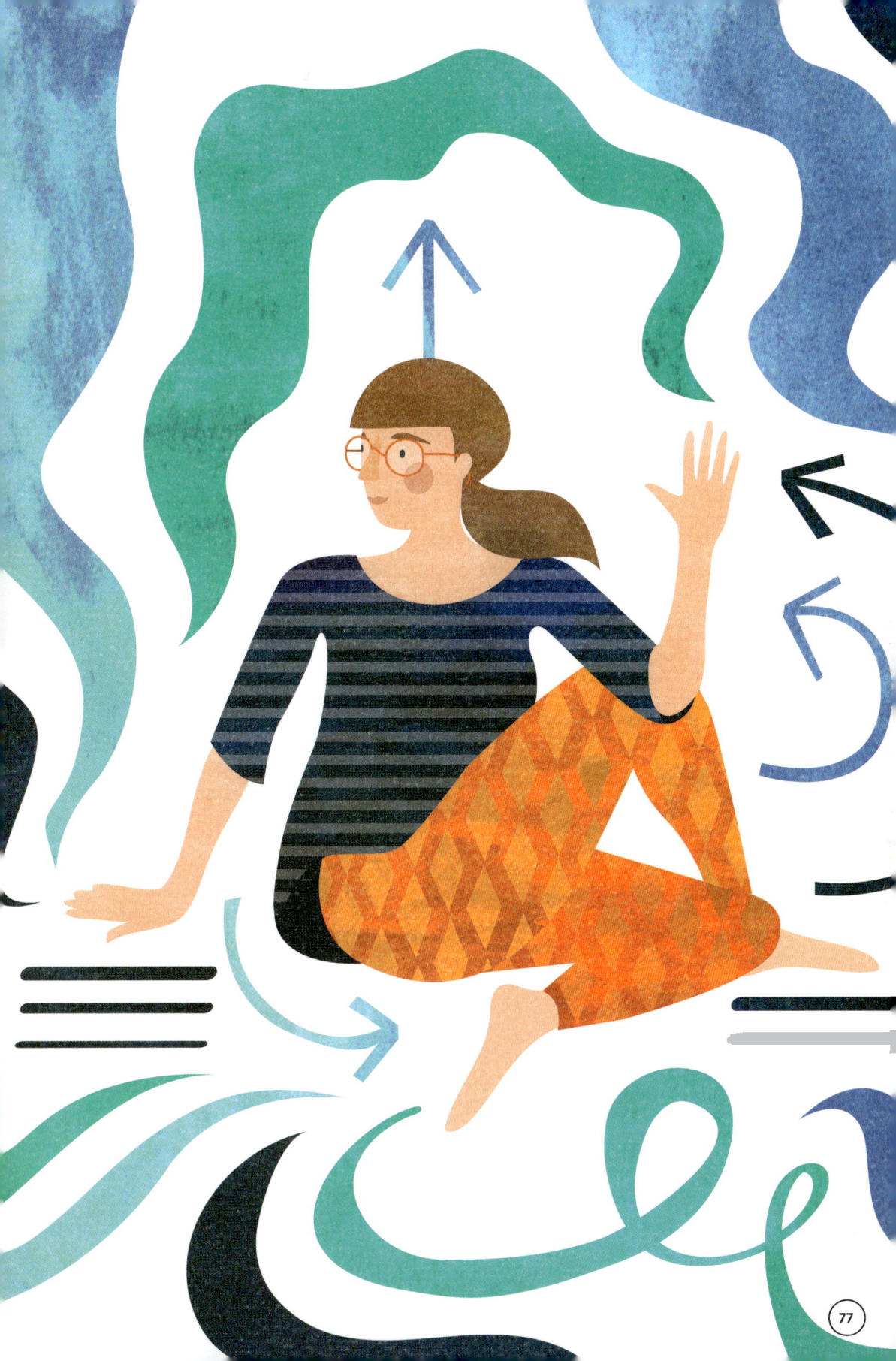

스핑크스 자세

살람바 부장가사나(Salamba bhujangasana)

스핑크스는 사람의 머리에 사자의 몸과 독수리의 날개를 가진 신화 속 존재다. 요가에서 스핑크스 자세는 몸을 가볍게 뒤로 굽히는 자세로 폐와 가슴을 열어 허리 근육을 강화한다. 이 자세는 코어, 골반, 다리 근육을 활성화하고 마음을 진정시키며 수련자 내면의 힘과 연결해준다.

자세 수행 방법

1. 매트 위에 엎드려 다리를 뒤로 뻗는다. 다리는 골반 너비로 벌리고 발등은 매트에 닿게 하며 발가락은 바깥으로 향하게 한다. 이마를 매트에 대고 몇 차례 깊게 호흡하며 준비한다.

2. 팔을 몸 앞의 바닥에 뻗고 손가락을 부드럽게 벌려 중지가 앞쪽을 향하도록 한다. 두 팔은 서로 평행하게 유지한다.

3. 숨을 들이쉬며 머리와 가슴을 천천히 바닥에서 들어 올린다. 팔을 몸 쪽으로 끌어와 팔꿈치가 어깨 바로 아래에 위치하도록 한다. 어깨뼈를 뒤로 젖혀 가슴을 앞으로 열고, 목과 머리를 위로 길게 뻗는다. 표정은 평온하게 유지하며 정면을 바라본다.

4. 복부와 엉덩이를 매트에 단단히 붙이고 코어 근육을 활성화한다. 치골을 바닥 쪽으로 눌러 안정감을 더하며 꼬리뼈를 아래쪽과 뒤쪽으로 늘어뜨린다. 엉덩이와 허벅지 근육에 집중하고, 허벅지를 살짝 안쪽으로 돌려 무릎뼈를 부드럽게 들어 올린다.

5. 눈을 감고 시선을 이마 쪽으로 향한다. 이 자세에서 몇 차례 깊게 호흡하며 평온함을 느낀다.

6. 숨을 내쉬며 머리와 가슴을 천천히 바닥으로 내린다. 팔을 몸 옆으로 내려 손바닥을 위로 향하게 하고 머리를 한쪽으로 돌려 몇 차례 깊게 호흡하며 휴식한다.

7. 준비가 되면 무릎 꿇은 자세로 돌아와 아기 자세(108페이지 참조)로 연결하여 긴장을 풀고 이완한다.

팁과 주의 사항

* 강도를 줄이고 싶다면 팔꿈치를 몸에서 더 멀리 앞쪽으로 이동하여 허리가 꺾이는 정도를 줄인다.

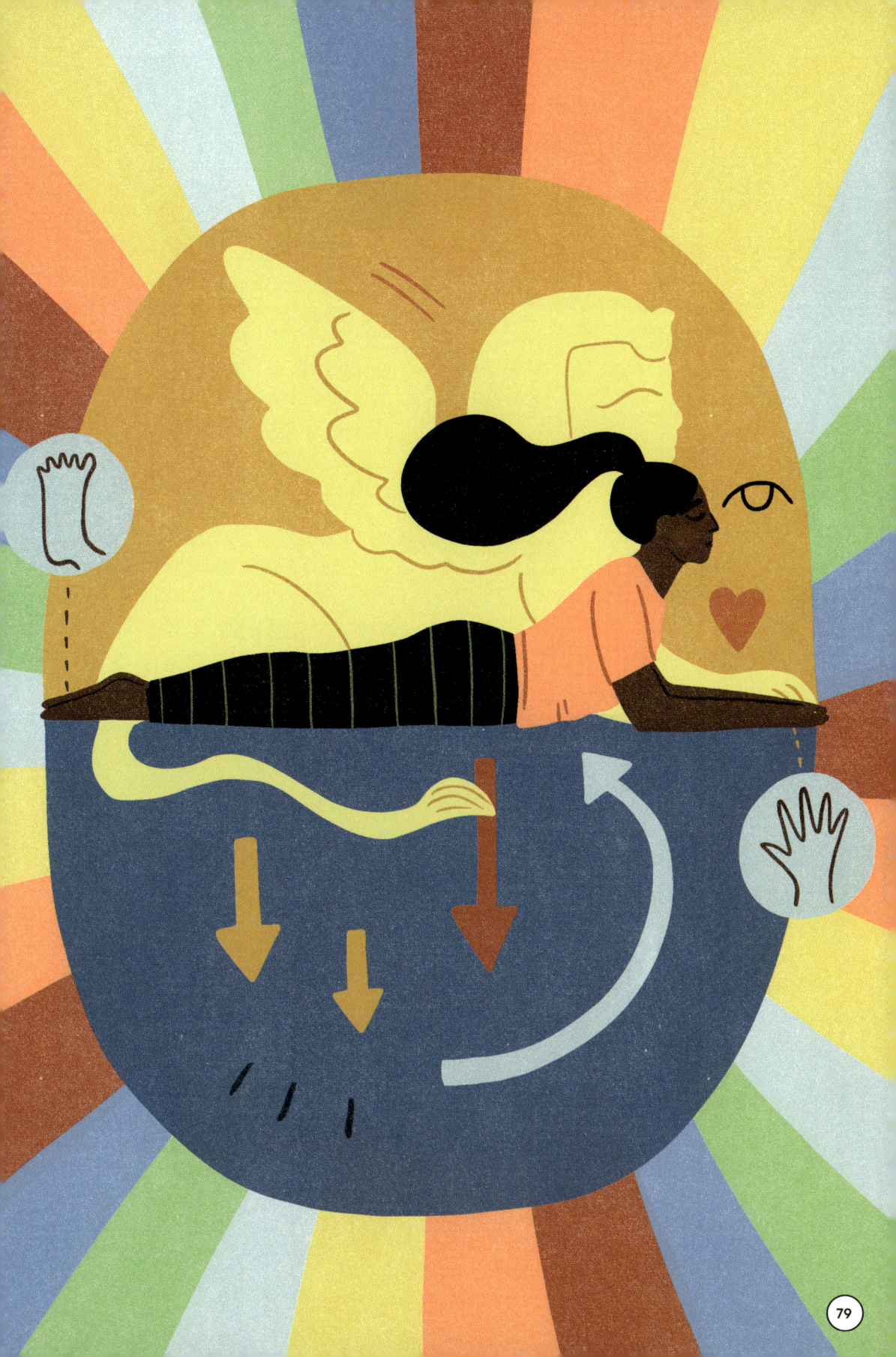

업독 자세

우르드바 무카 스바나사나(Urdhva mukha svanasana)

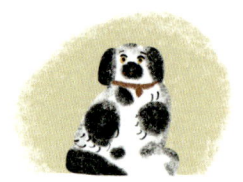

업독(upward-facing dog) 자세는 심장 에너지에 도움을 주는 자세다. 가슴 부위를 활성화하며, 척추를 길게 늘여 목과 어깨의 긴장을 완화한다. 또한, 팔과 다리 근육을 강화하며 에너지 흐름을 촉진하고 피로와 우울감을 해소하는 데 도움을 준다.
주의: 손목터널증후군, 허리 또는 손목 부상이 있는 사람은 이 자세를 피해야 한다.

자세 수행 방법

1. 바닥에 엎드려 다리를 골반과 일직선으로 두고 꼬리뼈를 뒤꿈치 쪽으로 길게 뻗는다. 발등은 바닥에 닿게 하고 이마를 매트 위에 살짝 댄다.

2. 팔꿈치를 구부려 손을 갈비뼈 옆 바닥에 평평히 놓는다. 손가락은 앞으로 향하고 손가락을 벌린다. 팔꿈치는 몸통에 밀착시킨다. 다리는 바닥에 평평히 놓아 골반과 일직선을 유지한다.

3. 다리와 종아리 근육을 활성화하여 무릎뼈를 들어 올린다. 복부 근육을 활성화하여 배꼽을 척추 쪽으로 당기고 목을 앞으로 길게 뻗는다.

4. 숨을 들이쉬며 손과 발을 바닥에 단단히 붙이고 가슴을 앞으로 밀어내며 팔을 뻗는다. 어깨뼈를 젖혀 말아 가슴을 열고, 다리와 상체를 바닥에서 들어 올린다. 이때 체중을 손과 발로 지탱한다.

5. 시선은 앞 또는 위로 향하며 목을 길게 뻗은 상태로 유지한다. 목을 과도하게 젖혀 척추를 압박하지 않도록 주의한다. 허리에 날카로운 통증이 느껴지면 즉시 자세를 풀고 아기 자세(108페이지 참조)로 돌아와 휴식한다.

6. 업독 자세가 편안했다면 몇 차례 숨을 내쉬며 천천히 바닥으로 내려오고, 아기 자세로 돌아와 휴식을 취한다.

팁과 주의 사항

* 때로는 코브라 자세(86페이지 참조)를 먼저 연습하여 업독 자세에 익숙해지는 방법이 더 좋을 수도 있다.

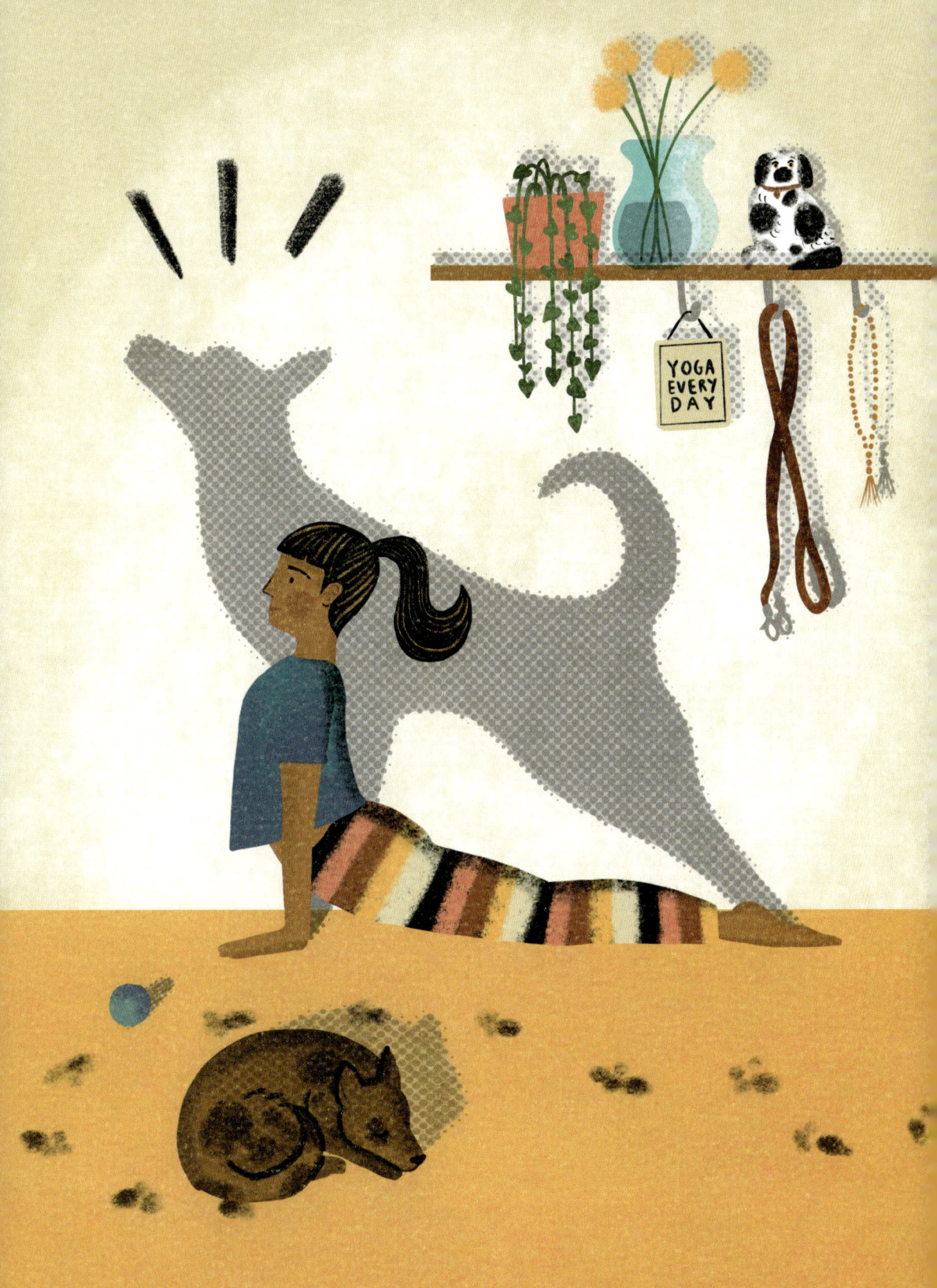

도마뱀 자세

우탄 프리스타사나(Utthan pristhasana)

도마뱀은 험한 지형에서 생존하며 뛰어난 회복력과 위장술을 지닌 동물로, 생명력과 참신함을 상징한다. 도마뱀 자세는 햄스트링, 엉덩이 굴근, 대퇴사두근을 깊게 스트레칭하며 몸과 마음에 새로운 활력을 불어넣는다. 이 자세는 난이도가 높은 고급 자세에 속하므로 몸이 주는 신호를 주의 깊게 듣고 여유 있게 동작에 들어가는 것이 중요하다. 시작하기 전에 태양 경배 자세(116페이지 참조)로 몸을 충분히 워밍업한다.

자세 수행 방법

1. 네발 자세(62페이지 2단계 참조)에서 시작하여 다운독 자세(72페이지 참조)로 부드럽게 이동한다.

2. 숨을 내쉬며 오른발을 오른손 바깥쪽으로 이동시킨다. 발가락이 손가락과 나란히 놓이도록 하고, 무릎은 발목 위에 위치하여 직각을 만든다. 균형을 돕기 위해 오른발을 약 45° 바깥쪽으로 돌리고 무릎의 중앙이 가운뎃발가락과 같은 방향을 향하도록 한다.

3. 왼쪽 무릎을 바닥에 내리고 골반을 부드럽게 누르며 몸통을 늘인다. 팔과 등을 곧게 펴고 가슴뼈를 허리에서 멀리 끌어내며 척추와 머리를 일직선으로 유지한다.

4. 숨을 들이쉬며 팔꿈치를 어깨 아래 바닥에 내린다. 팔뚝은 앞쪽으로 평평하게 놓고 손바닥은 바닥을 향한다. 팔꿈치를 바닥에 대기 어려운 경우, 요가 블록 위에 팔뚝을 올린다. 여전히 불편하거나 통증이 있다면 손바닥으로 바닥을 짚은 채 팔을 곧게 뻗는다.

5. 왼발의 볼을 눌러 다리를 곧게 펴고 자세를 심화한다. 이 동작이 부담스럽다면 왼쪽 무릎을 바닥에 닿게 한 채 점진적으로 강도를 높여 연습한다.

6. 자세를 유지하며 몇 차례 편안하게 호흡한다. 편안한 시간만큼 이 자세에 머무른다. 숨을 내쉬며 팔을 펴고 손목을 어깨 아래에 위치시킨다. 숨을 들이쉬며 다운독 자세로 천천히 돌아간다.

7. 반대쪽 다리(왼발)를 앞으로 내밀어 같은 순서를 반복한다.

8. 양쪽의 동작을 완료한 후, 천천히 아기 자세(108페이지 참조)로 연결하여 휴식한다.

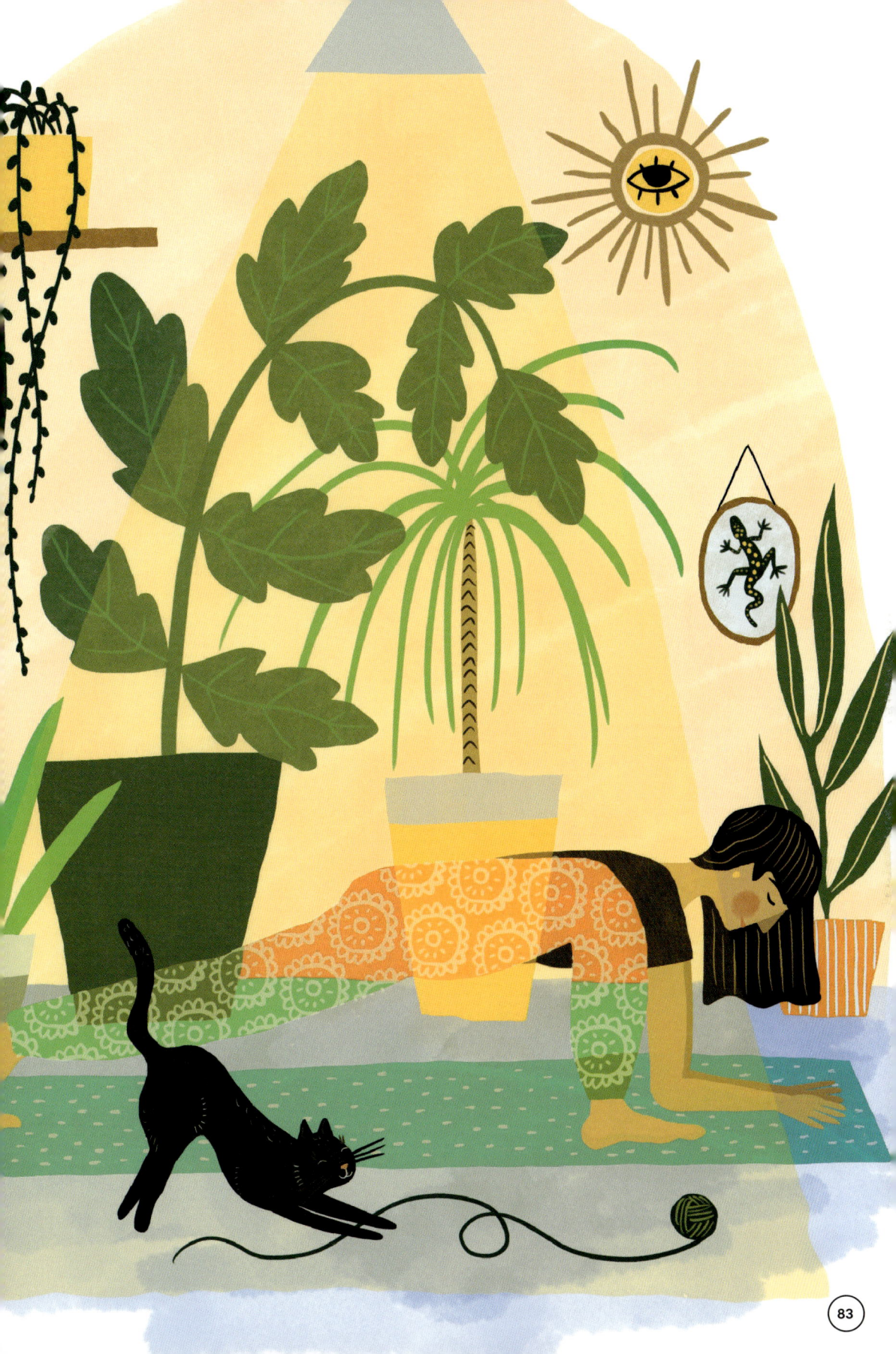

돌고래 자세

아르다 핀차 마유라사나(Ardha pincha mayurasana)

돌고래는 사회성이 높고 장난기가 많은 동물로 사람이나 다른 동물과 교감하는 능력이 있다. 요가에서 돌고래 자세는 상체, 특히 팔, 어깨, 등 근육을 강화하는 데 효과적이다. 주의: 어깨, 목, 머리, 또는 눈 부위에 부상이 있거나 고혈압 증상이 있는 사람은 이 자세를 피해야 한다.

자세 수행 방법

1. 어깨를 위아래로 으쓱하며 앞뒤로 회전하여 풀어주고, 손목은 손을 깍지 낀 상태로 부드럽게 회전하여 워밍업한다.

2. 네발 자세(62페이지 2단계 참조)에서 시작한다. 어깨, 팔, 손목이 정렬되었는지 확인하고 무릎을 편 채 다리를 곧게 뻗도록 한다. 몇 차례 깊게 호흡하여 몸과 마음을 차분히 한다.

3. 팔꿈치를 바닥에 대고 어깨 바로 아래에 위치시킨다. 팔뚝은 바닥에 평평하게 놓고 손바닥은 아래로 향하게 한다. 손가락은 약간 벌려 돌고래 지느러미처럼 만든다.

4. 숨을 들이쉬며 발가락을 바닥 쪽으로 말아 넣는다. 어깨뼈를 뒤로 끌어당기며 가슴을 앞으로 열고 팔뚝은 계속 바닥에 댄 상태를 유지한다.

5. 숨을 들이쉬며 팔과 상체, 다리를 밀어 골반을 천장 방향으로 들어 올린다. 다리는 곧게 펴되, 무릎은 과하게 펴지 않는다. 골반에서 머리 방향으로 직선을 만들며 목과 머리는 편하게 늘어뜨린다. 이때 이마가 매트에 살짝 닿아도 괜찮다. 발뒤꿈치를 바닥 쪽으로 낮추되, 편안한 범위까지만 스트레칭한다.

6. 마치 돌고래처럼 물결 위를 서핑하는 느낌을 상상하며 몇 차례 깊게 호흡한다. 그런 다음 무릎을 살짝 구부리고 발가락을 풀며 엉덩이를 낮춘다. 다시 네발 자세로 돌아간다.

7. 손으로 천천히 바닥을 짚으며 무릎 꿇은 자세로 일어선다. 머리가 마지막에 올라오도록 하고 손목을 부드럽게 풀어서 자세를 마무리한다.

팁과 주의 사항
* 다운독 자세(72페이지 참조)와 마찬가지로 5단계에서 무릎을 약간 구부리고 발뒤꿈치를 편안한 높이에 유지하면 동작이 편안해질 수 있다.
* 5단계에서 손을 깍지 끼어 삼각대 모양을 만들어 팔뚝을 안정적으로 지탱하는 것도 좋은 방법이다.

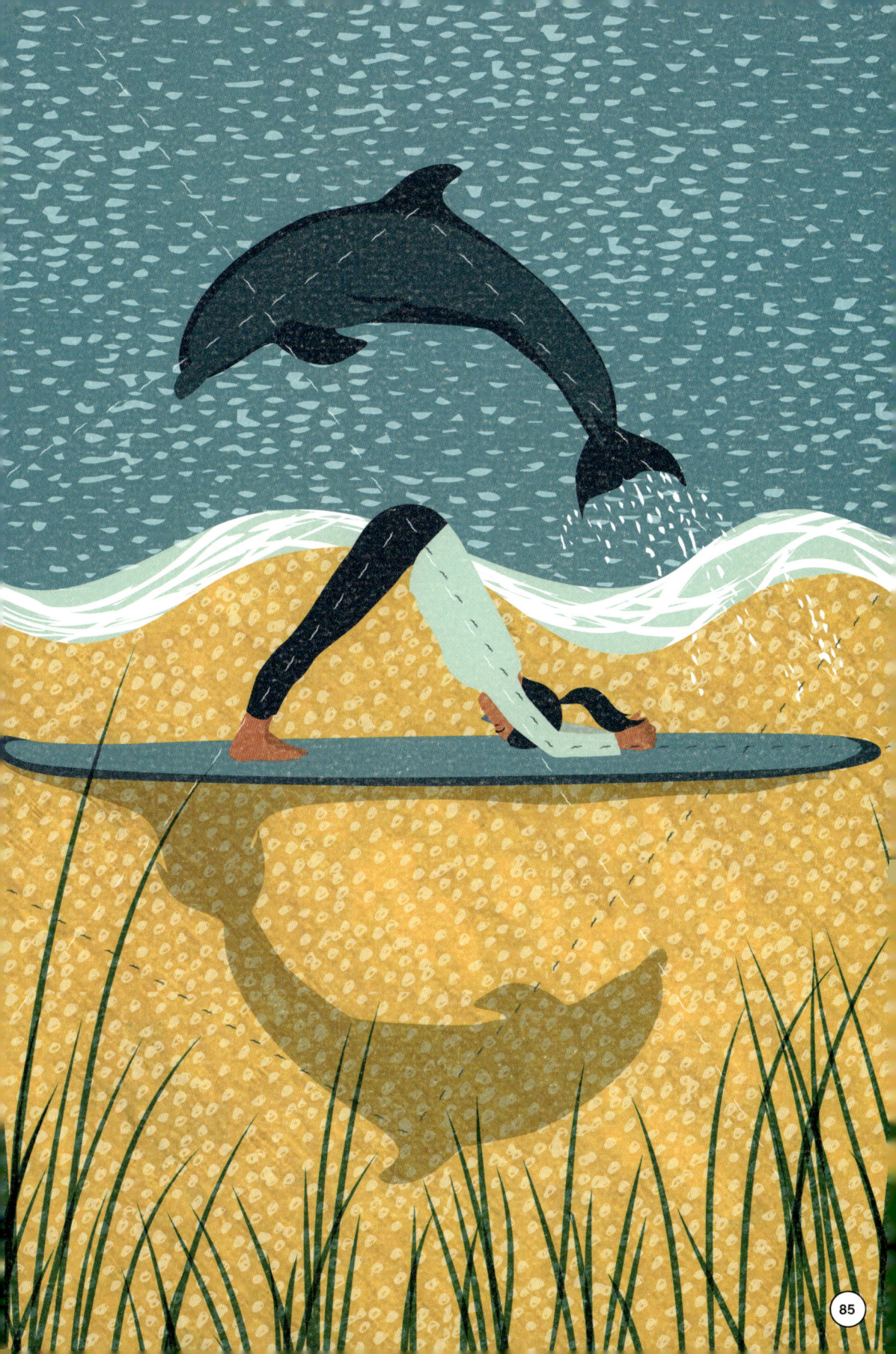

코브라 자세

부장가사나(Bhujangasana)

코브라 자세는 척추, 엉덩이 근육, 허벅지, 팔, 어깨를 강화하는 자세다. 이 자세는 가슴을 열어 호흡을 깊게 하고 어깨와 목의 긴장을 풀어주는 데 도움을 준다.

자세 수행 방법

1. 바닥에 엎드려 다리를 모으고 발바닥은 천장을 향하게 한다. 이마를 매트 위에 부드럽게 대고 손바닥은 어깨 아래에 놓으며 손가락은 앞쪽을 향한다. 팔꿈치는 몸통 가까이 붙인다.

2. 코로 천천히 호흡하며 몸과 마음을 차분히 한다. 척추와 정수리를 앞쪽으로 길게 늘이면서 골반과 다리를 바닥에 단단히 붙인다. 마치 땅 위를 미끄러지듯 기어가는 코브라의 느낌을 상상한다.

3. 숨을 들이쉬며 복부 근육을 활성화하여 상체를 앞쪽 위로 들어 올린다. 허리에 무리가 가지 않도록 편안한 범위까지만 상체를 들어 올린다. 골반과 다리는 계속해서 바닥에 단단히 붙여 안정성을 유지한다.

4. 가슴을 열고 쇄골을 넓히며 어깨를 뒤로 젖혀 아래로 내린다. 팔꿈치를 살짝 구부린 상태로 유지하며 손은 바닥에 대고 몸을 지탱한다. 척추의 늘어난 정도와 가슴이 열리는 느낌에 집중한다.

5. 몇 차례 깊고 안정적으로 호흡하며 자세를 유지한다. 숨을 내쉬며 천천히 상체를 바닥으로 내린다. 몸이 바닥에 닿았을 때 느껴지는 다양한 감각에 집중한다.

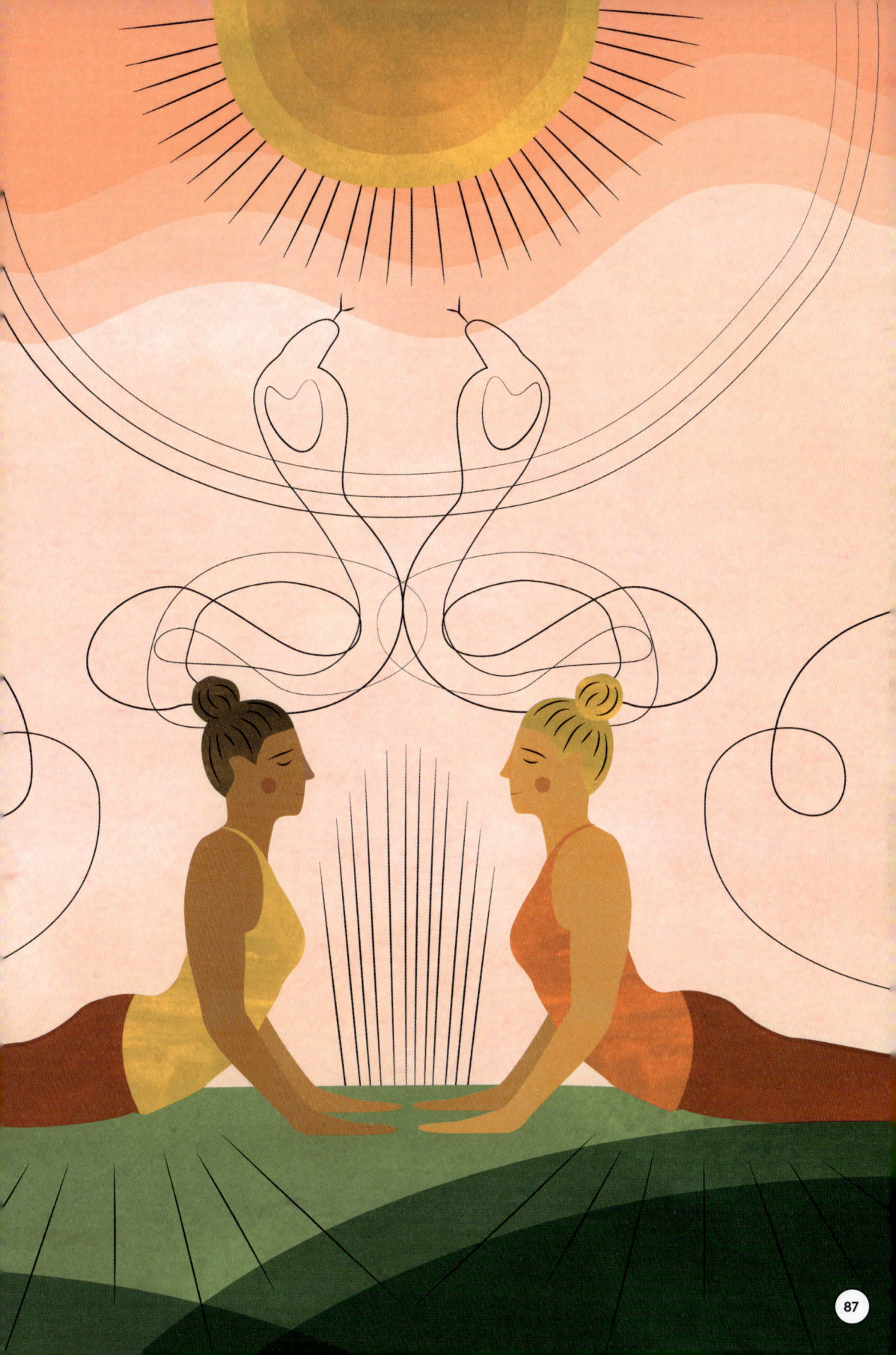

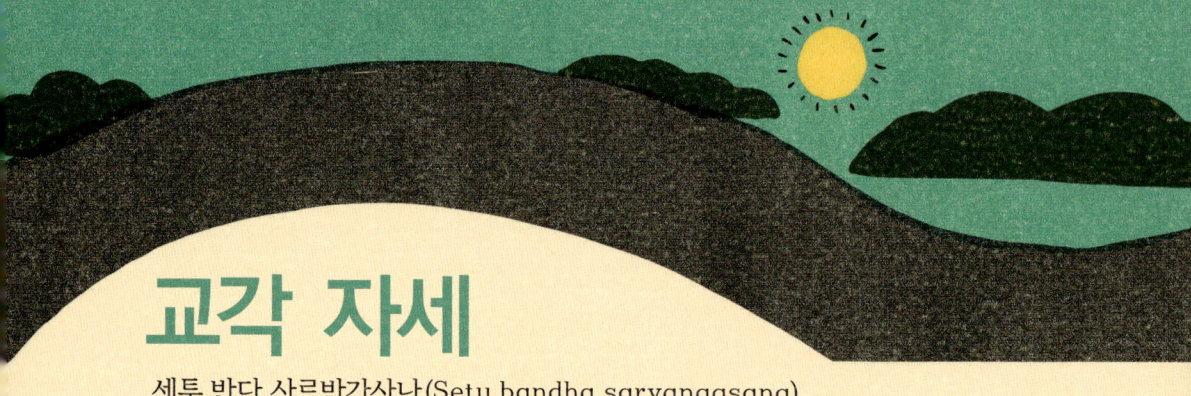

교각 자세

세투 반다 사르반가사나(Setu bandha sarvangasana)

다리는 두 장소를 연결하는 역할을 한다. 요가에서 교각 자세는 몸과 마음을 연결하고 자신과 더 깊은 연결을 도와주는 자세다. 이 자세는 가슴이 머리보다 높은 부드러운 역전 자세로 복부 장기와 갑상선 기능을 촉진하고 척추, 엉덩이 굴근, 허벅지를 스트레칭한다.

자세 수행 방법

1. 매트 위에 등을 대고 눕는다. 다리는 골반 너비로 벌리고, 팔은 몸 옆에 두며, 손바닥은 바닥을 향한다. 몇 차례 깊게 호흡하여 몸과 마음을 차분히 한다.

2. 숨을 들이쉬며 무릎을 구부려 발을 골반 쪽으로 당긴다. 발과 무릎은 골반 너비로 유지하며 발은 엉덩이에 닿지 않도록 적당한 간격을 둔 후 숨을 내쉰다.

3. 다시 숨을 들이쉬며 발로 바닥을 고르게 누르며 엉덩이를 들어 올린다. 이 자세가 너무 어렵다면 요가 블록이나 볼스터를 엉치뼈 아래에 두어 지지한다. 그러고 나서 숨을 내쉰다.

4. 숨을 들이쉬며 어깨를 열고 어깨뼈를 서로 가까이 모은다. 어깨로 바닥을 누르며 가슴을 천장 쪽으로 들어 올린다. 그와 동시에 허리와 엉덩이를 바닥에서 들어 올린다.

5. 천골 아래에서 손을 깍지 끼고 팔을 발 쪽으로 뻗는다. 깍지 끼는 것이 어렵다면 팔을 몸 옆에 붙이고 손바닥으로 바닥을 짚는다. 목과 머리는 매트에 닿게 하고 시선은 천장을 향한다. 이 자세에서 몇 차례 편안하게 호흡한다.

6. 손을 풀고 팔을 다시 몸 옆에 놓는다. 어깨부터 시작하여 척추를 한 마디씩 천천히 바닥에 내리며 엉덩이를 마지막에 내린다.

7. 무릎을 구부려 가슴 쪽으로 당기고 두 손으로 무릎을 감싸안는다. 부드럽게 앞뒤 또는 좌우로 흔들어 척추를 이완한다. 척추가 잘 풀어졌으면 다리를 다시 매트 위에 펴고 휴식한다.

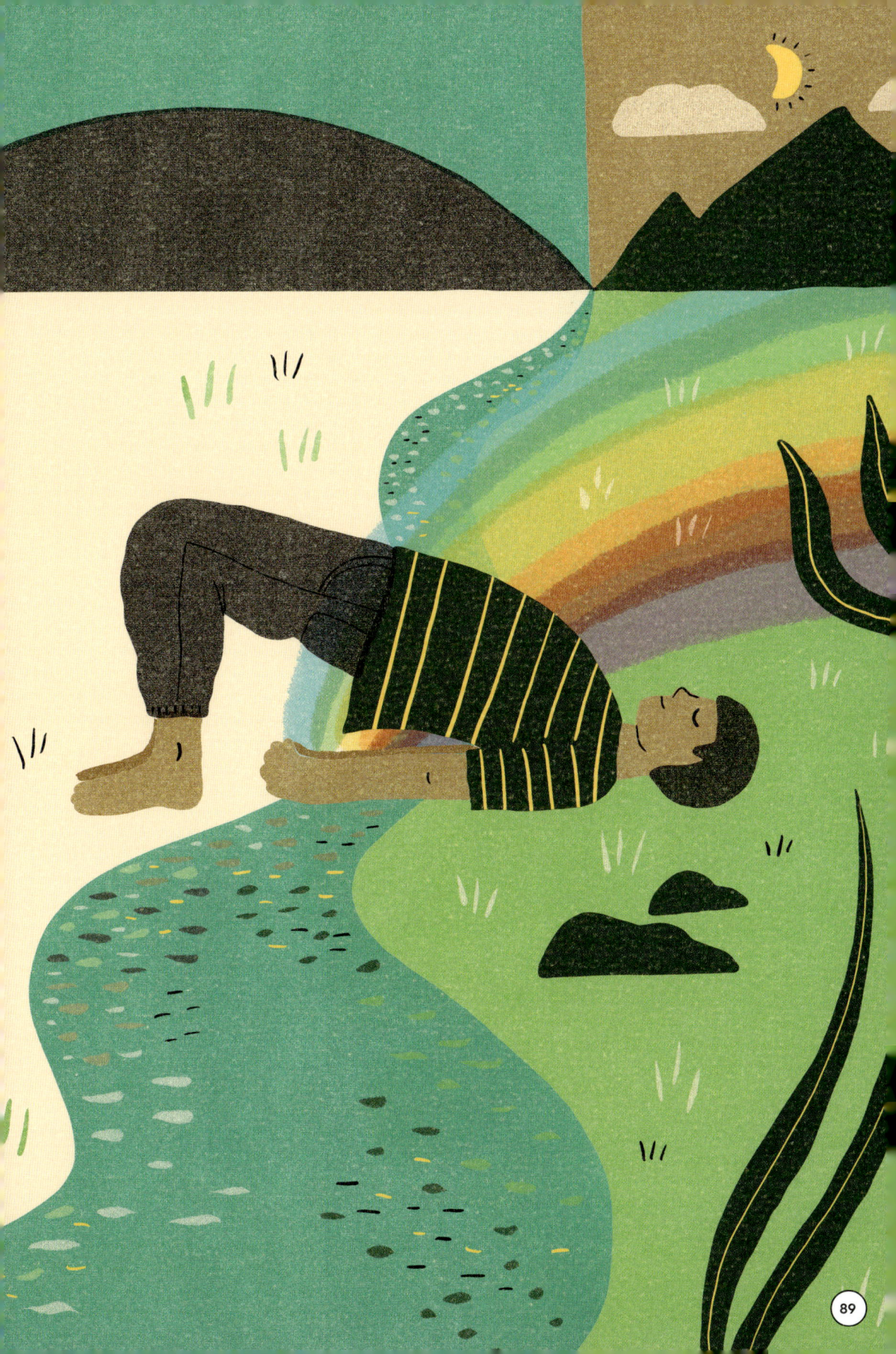

메뚜기 자세

살라바사나(Salabhasana)

메뚜기는 흥미로운 곤충이다. 대체로 혼자 활동하지만, 때에 따라 다른 개체와 모여 엄청난 힘을 내기도 한다. 이는 공동체나 군집이 모이면 얼마나 어마어마한 힘을 발휘하는지 상징적으로 보여준다. 메뚜기 자세는 척추, 골반, 다리를 강화해주며, 역동적인 뒤로 굽히기 자세다. 이 자세는 척추를 스트레칭하며 가슴과 심장을 열어 복부를 자극한다. 꼼꼼한 워밍업과 꾸준한 수련으로 허리에 무리가 가지 않도록 천천히 진행하도록 한다.

자세 수행 방법

1. 매트 위에 엎드린다. 필요하면 엉덩이 아래에 접힌 담요를 놓아 편안하게 만든다. 이마는 바닥에 부드럽게 댄 상태로 유지하며 팔은 몸 옆에 놓고 손바닥은 위를 향한다. 다리는 뒤로 길게 뻗고 발바닥은 천장을 향하게 한다. 몇 차례 깊게 호흡하여 몸과 마음을 차분히 한다.

2. 상체의 무게를 앞으로 살짝 이동하며 어깨뼈를 위로 들어 올리고 뒤로 젖혀 가슴을 연다. 머리를 들어 올리며 시선은 바닥을 향하게 하고 목을 길게 늘인다. 다리를 뒤로 길게 뻗으며 복부, 팔, 다리를 바닥에 단단히 고정한다.

3. 숨을 들이쉬며 다리와 엉덩이 근육을 활성화한다. 다리를 뒤쪽으로 뻗으며 편안한 높이로 들어 올린다. 발뒤꿈치를 지나 뒤로 길게 늘이는 느낌을 유지한다.

4. 팔을 들어 올려 손가락이 발 쪽을 향하도록 뻗는다. 손바닥은 위를 향하고 어깨뼈를 뒤로 젖혀 등 근육을 활성화한다. 가슴을 바닥에서 멀리 들어 올리며 가슴을 확장한다.

5. 시선은 전방을 향하되 턱은 약간 아래로 내려 목 뒤쪽을 길게 늘인다. 긴장을 최소화하며 자세를 유지한다.

6. 몇 차례 부드럽게 호흡하며 자세를 유지한다. 천천히 바닥으로 내려오고, 머리를 한쪽으로 돌려 몇 차례 호흡하며 휴식한다. 필요하면 동작을 한 번 더 반복하며 머리를 반대쪽으로 돌려 균형을 맞춘다. 네발 자세(62페이지 2단계 참조)로 연결한 후 아기 자세(108페이지 참조)로 천천히 앉아 어깨와 등을 이완시킨다.

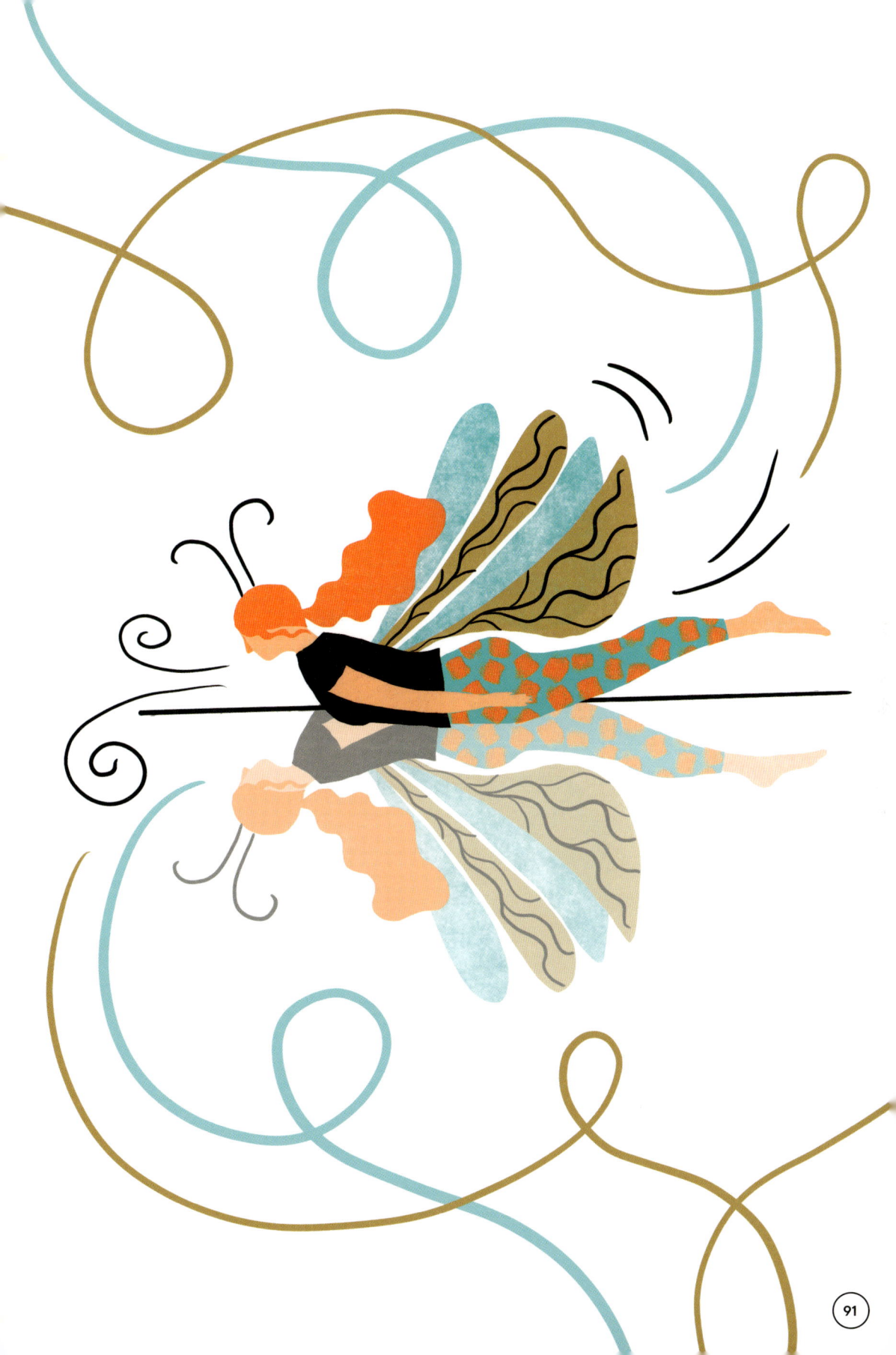

활 자세

다누라사나(Dhanurasana)

활 자세는 강력한 뒤로 굽히기 자세로 가슴과 코어의 에너지 흐름을 활성화한다. 이 자세는 엉덩이 굴근, 햄스트링, 척추, 가슴, 목 근육을 스트레칭하며 피로를 완화하고 소화를 촉진한다. 장시간 앉아 생기는 허리의 긴장을 풀어주는 데도 효과적이다. 동작을 시작하기 전에 태양 경배 자세(116페이지 참조)로 몸을 충분히 워밍업해준다.

자세 수행 방법

1. 매트 위에 엎드려 다리는 골반 너비로 벌리고 발등은 바닥에 둔다. 손은 몸 옆에 두고 손바닥은 위를 향하며 이마를 매트에 부드럽게 댄다.

2. 숨을 내쉬며 무릎을 구부려 발뒤꿈치를 골반 쪽으로 당긴다. 발가락은 몸에서 멀리 뻗는다.

3. 팔을 들어 뒤쪽으로 뻗어 발목 바깥쪽을 잡는다. 발목을 잡기 어려우면 요가 스트랩을 사용하여 발목 주위에 걸고 당긴다. 이때 몸을 뒤틀거나 무리하지 않도록 한다.

4. 숨을 들이쉬며 치골을 바닥 쪽으로 눌러 안정성을 확보한다. 복부를 안쪽과 위쪽으로 당기며 척추를 앞쪽 위로 길게 뻗는다. 어깨뼈를 뒤로 모으고 가슴을 열며 목을 길게 유지한다.

5. 다리 근육을 활성화하고 숨을 들이쉰다. 발목을 손으로 밀어내며 가슴과 허벅지를 바닥에서 들어 올린다. 무릎은 골반 너비를 유지하며 과도하게 벌어지지 않도록 주의한다.

6. 몇 차례 부드럽고 안정적으로 호흡하며 자세를 유지한다. 숨을 내쉬며 천천히 가슴과 다리를 바닥 쪽으로 내린다. 몸을 이완하며 바닥에 평평히 엎드린다. 무릎 꿇은 자세로 일어나 아기 자세(108페이지 참조)로 연결하여 어깨와 등을 이완한다.

팁과 주의 사항

* 이 자세는 중급 난이도의 동작으로 다수의 수련자가 힘들어한다. 고통이 올 정도로 무리하게 수행하지 않도록 한다.

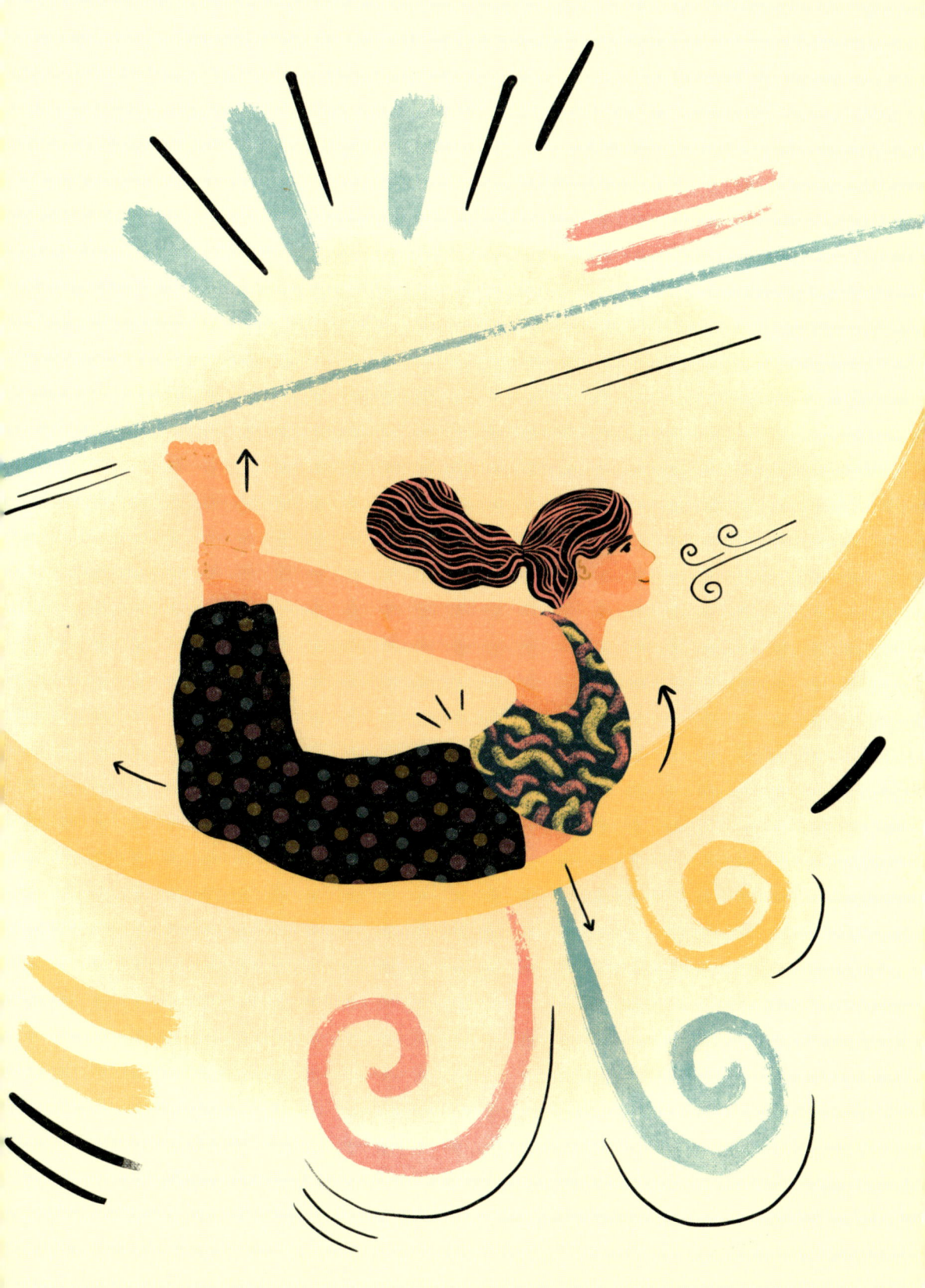

낙타 자세

우스트라사나(Ustrasana)

낙타 자세는 가슴과 목을 열고, 사랑과 자비를 꽃피우는 데 도움을 주는 강도 높은 자세다. 척추를 강화하고 유연성을 키우며 에너지의 중심을 활성화한다. 이 자세는 척추를 충분히 워밍업한 후에 부드럽게 시작하는 것이 중요하다.
주의: 허리, 목, 머리, 또는 심장 질환이 있는 사람은 이 자세를 피하는 것이 좋다.

자세 수행 방법

1. 매트 위에 무릎을 꿇고 똑바로 선다. 필요에 따라 무릎 아래에 담요를 접어 넣는다. 무릎은 골반 너비로 벌리고 정강이와 발등은 바닥에 단단히 붙인다. 두 손을 가슴 앞에서 합장하여 기도하는 자세를 취하고 몇 차례 깊게 호흡한다.

2. 숨을 들이쉬며 손을 허리 아래쪽으로 가져가 골반 위에 놓는다. 손바닥은 엉덩이에 대고 손가락은 아래를 향하며 엄지는 위를 향한다. 척추를 길게 늘이고 꼬리뼈를 살짝 앞으로 당긴다. 허벅지와 엉덩이가 바닥과 90°를 이루도록 유지한다. 허벅지 안쪽 근육을 활성화하여 서로 약간 밀어내는 느낌을 준다.

3. 숨을 들이쉬며 척추를 위로 끌어올리고 어깨를 뒤로 말아 어깨뼈를 서로 가까이 당긴다. 상체를 부드럽게 뒤로 열어 가슴이 천장을 향하도록 한다. 어깨는 뒤로 천천히 늘어뜨린다.

4. 오른손을 오른쪽 발뒤꿈치에 놓고, 이어서 왼손을 왼쪽 발뒤꿈치에 놓는다. 이 자세가 너무 어렵거나 불편하다면 그림처럼 발가락을 바닥 쪽으로 말아 발을 90°로 세워 손이 발에 더 쉽게 닿도록 한다. 불편함이나 통증이 있다면 천천히 무릎 꿇은 자세로 돌아간다.

5. 몇 차례 깊고 편안한 호흡을 유지한다. 자세를 마무리할 때는 턱을 당기고 손을 허리로 다시 가져간다. 숨을 들이쉬며 척추의 아래쪽부터 상체를 천천히 세우고 가슴과 목이 마지막에 올라오도록 한다.

6. 허리에 놓인 손을 풀고 엉덩이를 발뒤꿈치 위에 닿게 한 후 아기 자세(108페이지 참조)로 돌아간다. 몇 차례 깊게 호흡하며 어깨와 등을 이완한다.

팁과 주의 사항

* 어떤 수련자에게는 발 바깥쪽에 요가 블록을 놓아 손을 편하게 만들어 4단계에서 팔을 휴식시키는 게 도움이 될 수 있다.

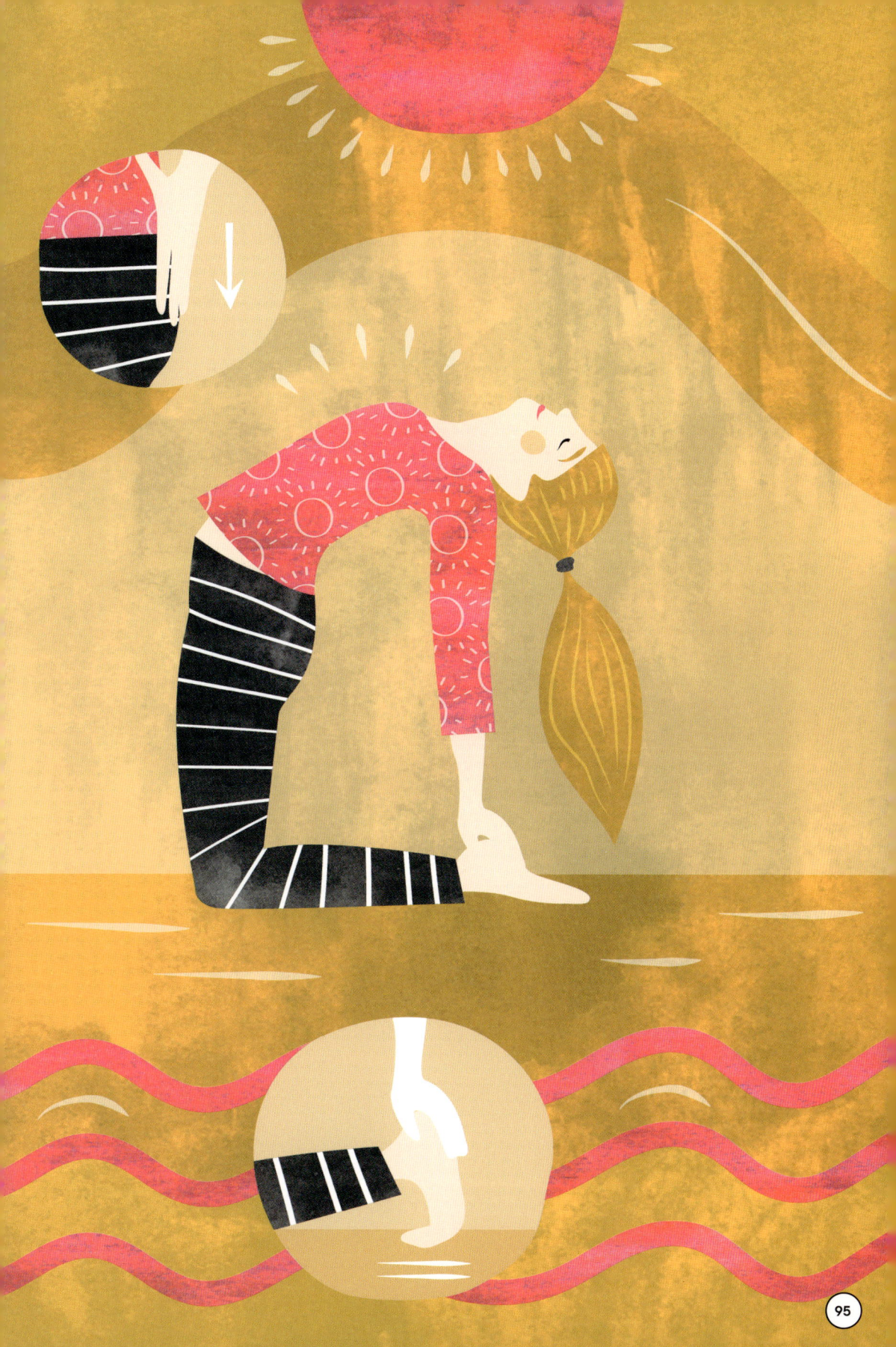

승리 호흡법

우차이 프라나야마(Ujjayi pranayama)

호흡을 인지하고 통제하는 기술은 요가에서 중심적인 역할을 한다. 승리 호흡법(또는 정복자 호흡법)은 집중력을 높이고 긍정적인 에너지를 키우는 데 도움을 준다. 이 호흡법은 체내에 열을 발생시키고, 호흡기 증상을 완화하며 스트레스와 불안을 줄이는 데 효과적이다.

호흡 수행법

1. 요가 매트 위에 척추를 곧게 세운 상태로 편히 앉는다. 어깨와 얼굴에 힘을 빼고 눈은 편한 대로 뜨거나 감는다.

2. 자연스러운 호흡을 몇 차례 반복하며 몸과 마음을 차분히 한다.

3. 콧구멍으로 깊게 숨을 들이마신다. 숨을 내쉴 때 입을 둥글게 열고 목구멍에서 공기를 배출하며 마치 거울을 닦을 때 입김을 내뱉는 것처럼 '하' 소리를 낸다.

4. 호흡을 몇 분 동안 반복하며 공기가 목구멍과 입을 통과하는 느낌에 집중한다.

5. 이 호흡법에 익숙해지면 입을 다물고 같은 호흡 방식을 반복한다. 숨을 내쉴 때는 코로 내쉬며 목구멍을 따라 흐르는 잔잔한 바다 소리에 집중한다. 호흡의 길이를 일정하게 유지하며 내쉬는 시간을 들이마시는 시간의 두 배로 맞춘다.

팁과 주의 사항

* 초보자는 처음에 코로만 하는 호흡법을 5분 이내로 제한한다. 수행 후 몸과 마음의 상태를 지켜보고 경험이 쌓이면 점차 시간을 늘린다.
* 불안하거나 스트레스를 느끼는 상황에서 승리 호흡법을 실천하면 마음을 차분히 하고 상황을 제어하는 데 도움이 된다.

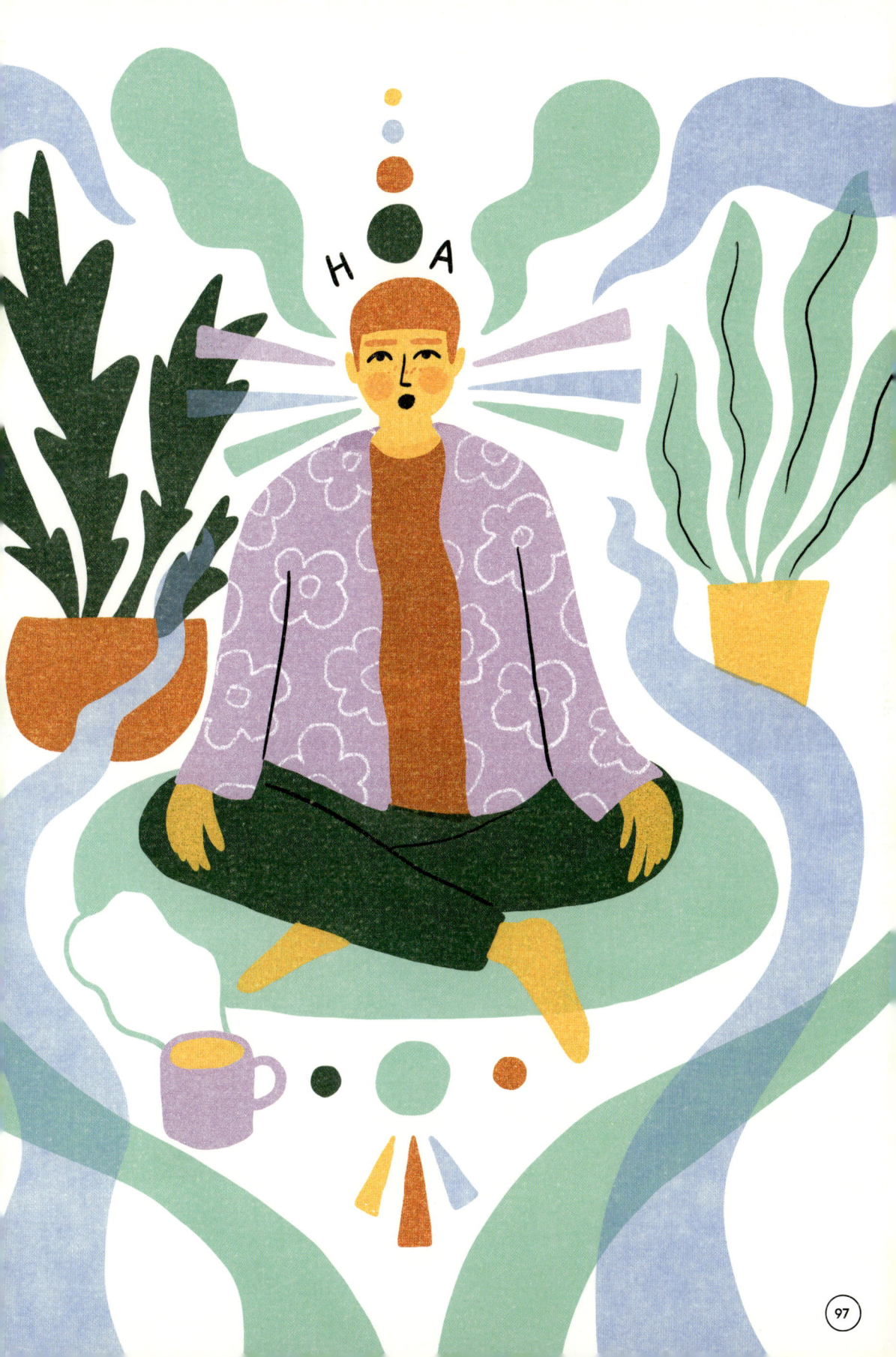

사자 호흡법

심하사나 프라나야마(Simhasana pranayama)

사자 호흡법은 힘, 활력, 자신감을 증진하고 자기표현을 돕는 강력한 호흡 기술이다. 이 호흡법은 사자의 용기와 위엄을 연상시키며 몸과 마음의 에너지를 극대화한다.

호흡 수행법

1. 매트 위에 무릎 꿇은 자세로 앉는다. 척추를 곧게 세우고 어깨를 뒤로 젖혀 아래로 늘어뜨린다. 손바닥을 허벅지에 올려놓고 손가락을 사자의 발톱처럼 벌린다.

2. 코로 숨을 들이마시며 호흡이 정수리까지 도달한다고 상상한다. 척추를 곧게 유지하며 어깨를 뒤로 젖히고 가슴을 넓게 연다.

3. 숨을 내쉬며 몸을 살짝 앞으로 기울이고 입을 크게 벌린다. 혀를 길게 뻗어 바닥을 향해 평평하게 내밀고, '하' 소리를 크게 낸다. 이때, 시선은 미간의 위쪽으로 향하게 한다.

4. 숨을 모두 내쉬었으면 혀를 집어넣고 입을 다문다. 시선을 정면으로 향하게 하고 척추를 다시 곧게 세운다. 어깨가 귀에서 멀어지도록 늘어뜨리고 긴장을 푼다.

5. 이 호흡법을 5~10회 반복하며 몸과 마음의 변화를 관찰한다.

6. 사자 호흡법의 변형 자세 – 무릎을 넓게 벌리고, 손바닥으로 바닥을 짚어 손가락이 몸 쪽을 향하도록 한다. 코로 숨을 들이마시며 상체를 앞으로 기울이고 척추를 곧게 유지한다. 숨을 내쉬며 혀를 내밀고 시선을 위로 올리며 강렬한 '하' 소리를 낸다. 팔로 바닥을 눌러 자세를 안정적으로 유지한다.

팁과 주의 사항
* 내면의 사자를 끌어내어 자세와 호흡을 조절하며 여러 가지 동작을 실험해보도록 한다.

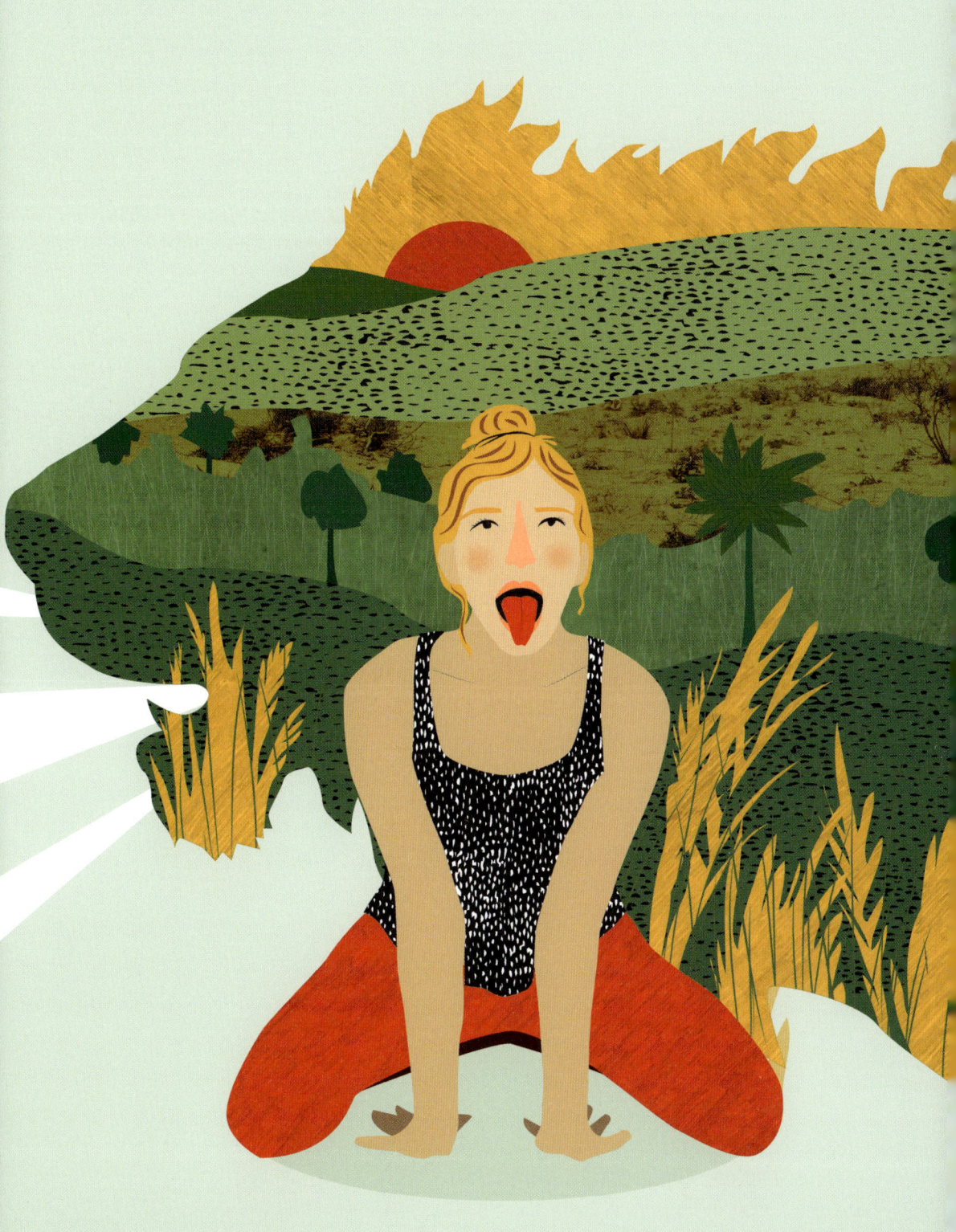

벌 호흡법

브라마리 프라나야마(Bhramari pranayama)

벌은 아주 놀라운 생명체다. 꿀벌은 무려 170개의 후각 수용체가 있어서 먼 거리에서도 화분이나 꿀의 냄새를 구별해낼 수 있으며, 초당 200회의 날갯짓으로 날아다닌다. 벌 호흡법은 꿀벌의 윙윙거리는 소리를 모방한 호흡 기술로 마음을 차분하게 하고 불안감을 줄이며 목과 기도를 진정시킨다. 이 호흡법은 집중력을 높이고 소화 기능을 개선시키는 데도 유용하다.

호흡 수행법

1. 척추를 곧게 세우고 머리를 위로 뻗은 상태로 앉는다. 얼굴 근육에 힘을 빼고 어깨를 내려 귀에서 멀리 떨어뜨린다. 매트 위에 책상다리로 앉거나 의자에 앉아도 좋다. 의자에 앉았을 경우, 등이 똑바로 받쳐지도록 한다.

2. 눈을 뜬 채로 수행해도 상관없지만 눈을 감으면 외부의 방해 요소를 줄이고 내면에 집중할 수 있다.

3. 손을 머리 옆으로 올려 검지를 귓불과 볼 사이의 연골 부분에 댄 다음 부드럽게 눌러 귀 입구를 막는다.

4. 콧구멍으로 깊게 숨을 들이마신다. 숨을 내쉬면서 입을 다물고 목 뒤에서 윙윙거리는 소리를 낸다. 이때 입술은 가볍게 맞닿아 있고 위아래 치아는 살짝 떨어져 있어야 한다.

5. 소리를 내며 숨을 내쉬는 동안 머리와 목에서 발생하는 진동을 느껴본다. 다양한 소리로 실험하며 진동의 변화를 느낀다.

6. 이 호흡법을 6~7회 반복하거나 편한 대로 연습한다. 연습을 마친 후에는 잠시 조용히 앉아 그 순간을 음미한다.

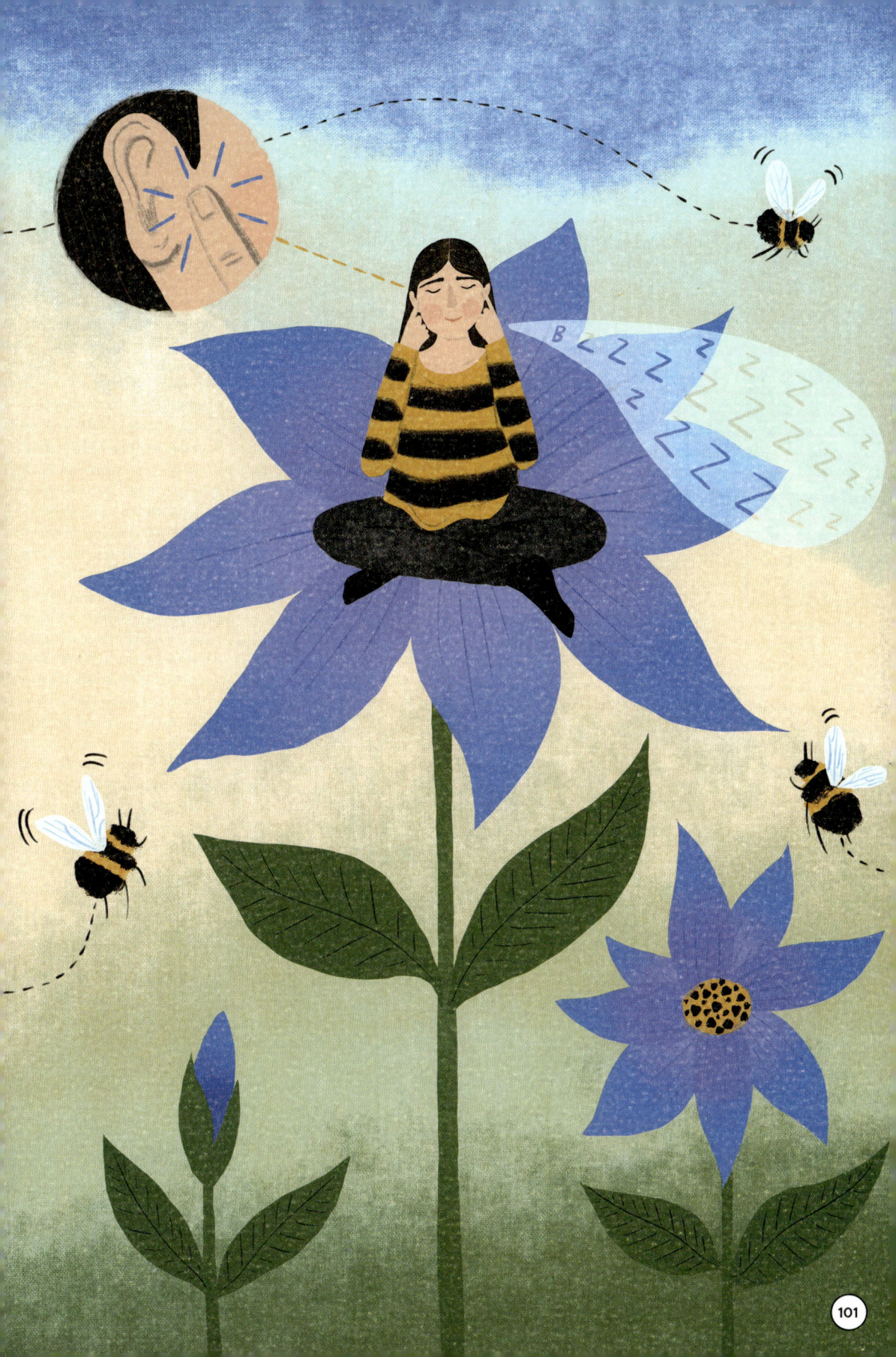

용기 호흡법

가네쉬 무드라 프라나야마(Ganeśa Mudrā Prāṇāyāma)

내면의 강인함을 찾으면서 긴장감을 풀고 싶다면 이 호흡법을 추천한다. 용기란 위험이나 공포 또는 두려움과 마주쳤을 때 나타나는 힘을 일컫는다. 익숙한 환경을 벗어나 낯선 공간으로 나아가면 새로운 도전과 더불어 새로운 기술도 습득할 수 있다. 불안할 때 힘을 얻는 방법은 다양하지만, 이 호흡법은 자신감과 용기를 키우면서 불안을 완화하는 데 도움을 준다. 자기 자신에 대한 사랑과 긍정적인 확언으로 두려움을 극복하고 내면의 힘을 발견할 수 있다.

호흡 수행법

1. 매트나 의자에 편안한 자세로 앉는다. 척추를 곧게 세우고 머리는 정면을 향하여 가슴을 연다.

2. 가네쉬 무드라(Ganesh Mudra) 손동작으로 에너지의 흐름을 촉진한다. 팔꿈치를 가슴 높이로 올린 뒤 왼손은 가슴 앞에 놓는다. 손바닥은 몸 바깥쪽으로, 엄지는 아래로, 나머지 손가락은 구부린다. 오른손을 가슴으로 가져가 양손의 손가락을 서로 걸어 고정한다. 이때 팔꿈치는 수평을 유지하며 바깥쪽으로 뻗는다.

3. '나는 용기 있는 사람이다'라는 긍정적인 확언을 사용한다. 이 확언은 자기 자신에 대한 믿음과 용기를 강화한다.

4. 콧구멍으로 천천히 숨을 들이쉬며 3초 동안 한 단어씩 마음속으로 생각한다.

* 나는 (1초)
* 용기 있는(2초)
* 사람이다(3초)

2초간 숨을 참은 후 코로 천천히 숨을 내쉬며 6초 동안 다음 문장을 두 번 반복한다.

* 나는 - 용기 있는 - 사람이다
* 나는 - 용기 있는 - 사람이다

5. 숨을 내쉬는 동안 팔꿈치를 바깥쪽으로 당기면서 손가락은 잡은 상태를 유지한다. 팔, 가슴, 그리고 심장에서 흐르는 에너지가 강해지는 것을 느낀다.

6. 팔꿈치를 내리고 긴장을 푼다. 이 과정을 8회 반복하며 반복할 때마다 몸과 마음의 변화를 느껴본다.

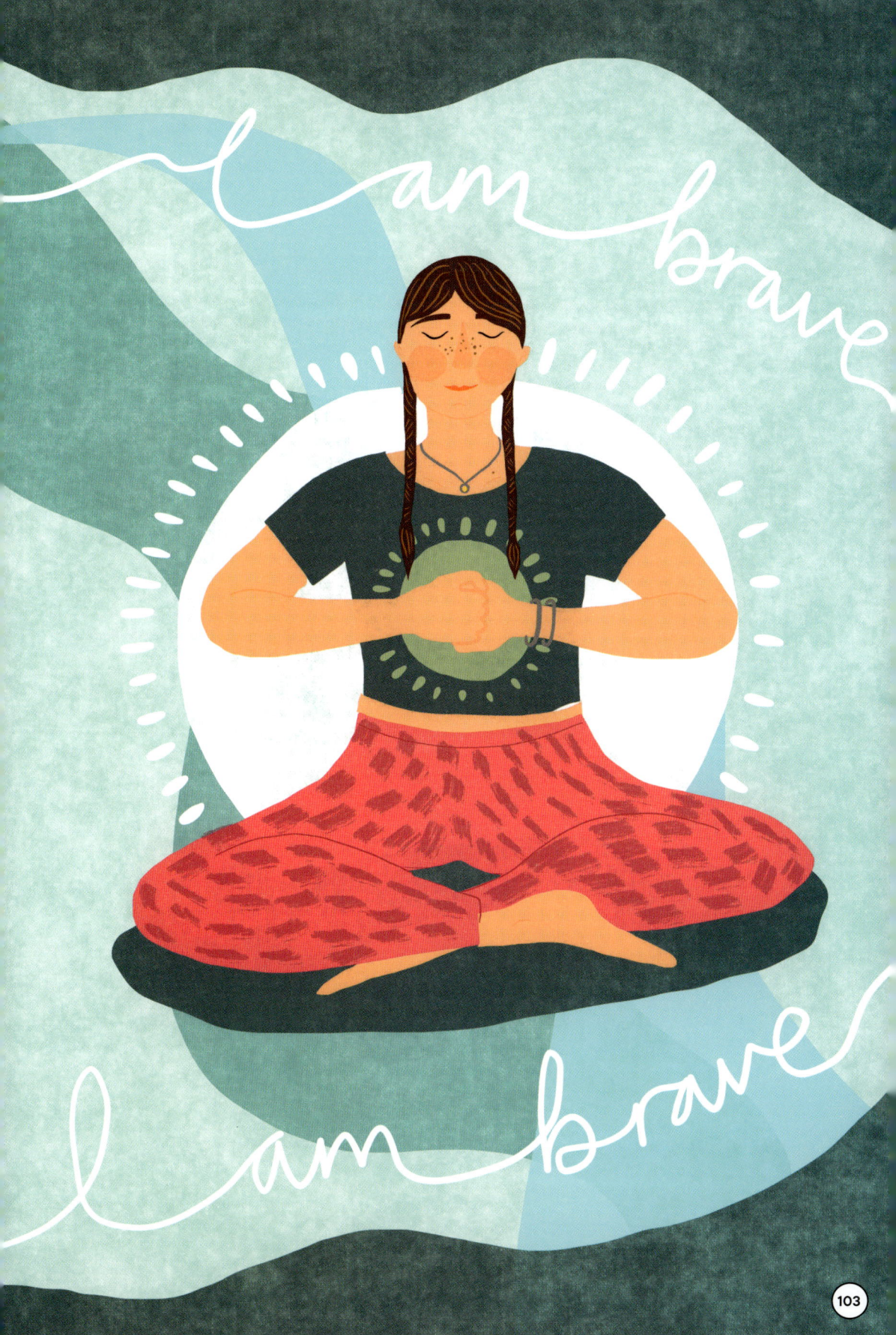

상자 호흡법

사마 브리티 프라나야마(Sama vritti pranayama)

상자 호흡법은 모든 면이 동일한 정사각형의 대칭성을 호흡에 적용한 기술로, 몸과 마음의 조화를 돕는다. 이 호흡법은 코르티솔을 낮추고 혈압을 안정시켜 스트레스와 불안을 완화하는 데 효과적이다.

호흡 수행법

1. 앉거나 누워서, 또는 서서 편하게 수행해도 좋다. 이때 코로 숨을 들이쉬고 내쉬는 승리 호흡법(96페이지 참조)을 병행할 수도 있다. 눈을 뜬 상태로도 연습할 수 있지만, 눈을 감으면 내면에 집중하기 쉽다.

2. 깊게 숨을 들이쉬고, 다음 4단계 패턴을 따른다. 각 단계는 동일한 길이로 진행한다.

* 숨 들이쉬기: 4초 동안 천천히 숨을 들이쉰다.
* 숨 참기: 4초 동안 숨을 참는다.
* 숨 내쉬기: 4초 동안 천천히 숨을 내쉰다.
* 참기: 4초 동안 숨을 멈춘다.

3. 이 4단계 패턴을 몇 분 동안 반복하고 힘들지 않은 선에서 진행한다. 이때 몸과 마음의 변화를 잘 살펴본다.

4. 처음에는 4초간 하는 것이 어려울 수 있으므로 2초로 시작해 점차 시간을 늘린다.

* 숨 들이쉬기: 2초
* 숨 참기: 2초
* 숨 내쉬기: 2초
* 숨 참기: 2초

5. 내면의 침착함을 끌어올리고 싶을 때 상자 호흡법과 용기 호흡법(102페이지 참조), 냉각 호흡법(106페이지 참조)을 모두 수행하면 좋다.

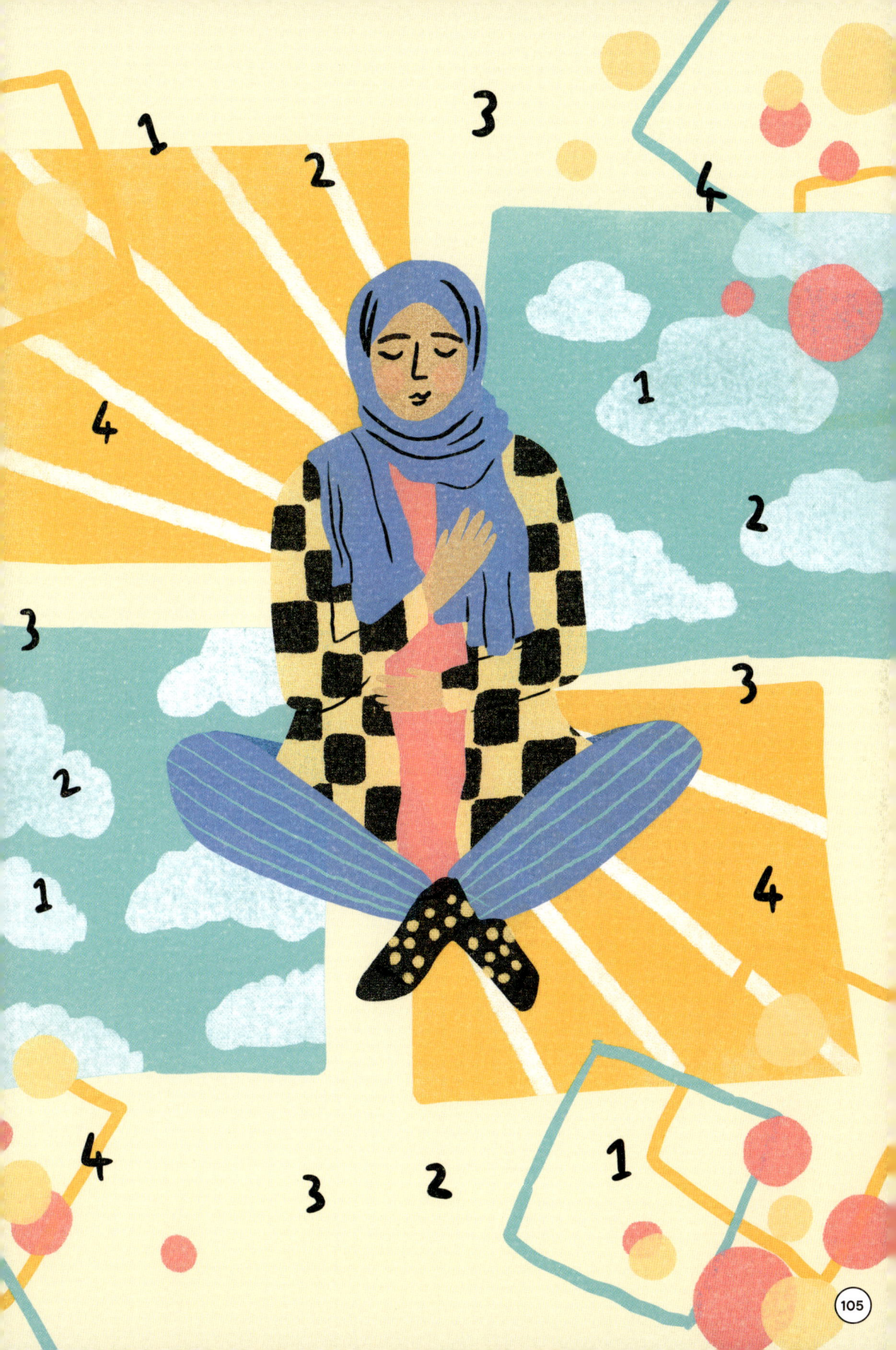

냉각 호흡법

시탈리 프라나야마(Sitali pranayama)

냉각 호흡법은 몸의 열을 낮추고 마음을 차분하게 만들어준다. 더운 여름날이나 답답한 실내 환경에서 단 몇 분만으로도 몸과 마음의 균형을 회복할 수 있다.

호흡 수행법

1. 어깨의 힘을 빼고 척추를 곧게 세워서 매트나 의자에 편안한 자세로 앉는다.

2. 손은 무릎 위에 올리고 손바닥을 위로 향하게 하거나 지안 무드라(44페이지 4단계 참조) 동작을 취한다. 지안 무드라는 지혜와 지식을 담당하는 뇌 영역을 활성화한다고 알려져 있다.

3. 평소의 호흡 패턴으로 몇 차례 호흡하여 신체 감각을 안정시킨다.

4. 입술로 'O' 모양을 만든다. 혀는 양옆을 말아 'U' 모양으로 만들어 입술 밖으로 빨대처럼 내민다.

5. 입으로 깊게 숨을 들이쉰다. 혀를 집어넣고 입술을 다문 후 숨을 참았다가 코로 천천히 내쉰다. 시간을 재며 반복한다(들이쉬기 5초, 숨 참기 2초, 내쉬기 5초).

6. 혀를 말기 어려운 경우, 싯카리 프라나야마(Sitkari Pranayama)라는 대체 호흡법을 수행할 수 있다. 치아를 맞부딪친 채로 입을 약간 벌리고 치아 사이로 숨을 들이쉰다. 입을 다물고 숨을 참은 후 코로 내쉰다. 5단계와 똑같이 시간을 잰다.

7. 두 호흡법 중 하나를 선택하여 2~3분 동안 수행한다. 연습이 끝난 후 평소의 호흡 패턴으로 돌아가며 몸과 마음의 변화를 느낀다.

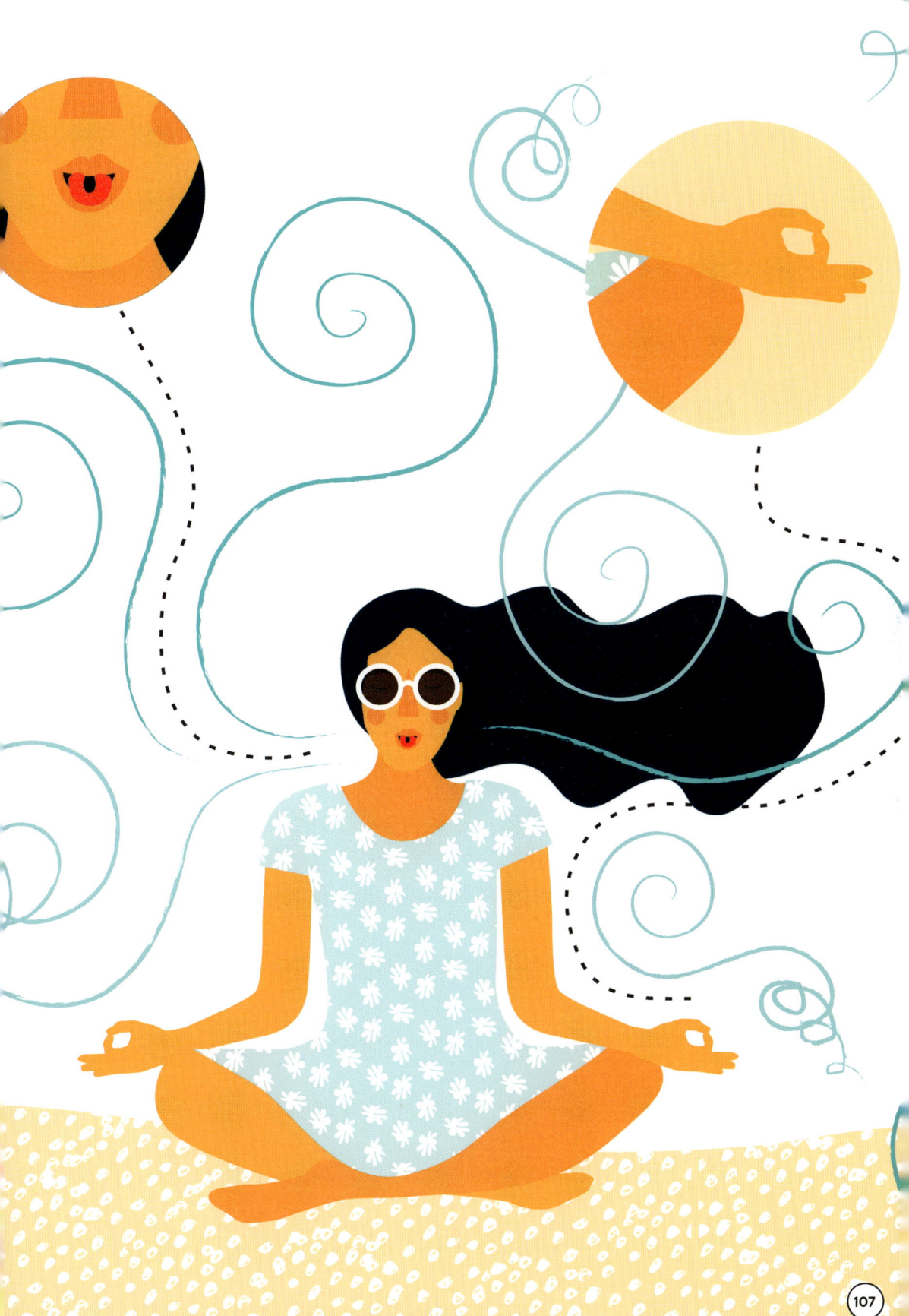

아기 자세

발라사나(Balasana)

아기 자세는 몸과 마음을 진정시키고 균형감과 안정감을 회복하는 데 도움을 주는 따뜻한 요가 자세다. 태아가 엄마의 배 속에서 웅크린 모습을 연상시키는 이 자세는 스트레스를 해소하고 심신의 안정을 찾게 해준다. 이 자세는 단독으로 수행하거나 다른 자세와 연결하여 수행할 수 있다.

자세 수행 방법

1. 매트 위에 무릎을 꿇고 앉아 엉덩이가 발 뒤꿈치에 닿거나 가까이 오도록 한다. 무릎은 서로 붙이거나 엉덩이 너비로 벌려도 상관없다. 엄지발가락은 뒤에서 맞닿게 한다. 팔은 몸 옆에 두고 손바닥은 몸 쪽을 향하게 한다.

2. 깊게 숨을 들이마시며 팔을 머리 양옆으로 들어 올린다. 손바닥은 서로 마주 보도록 유지하며 척추를 길게 늘인다.

3. 숨을 내쉬며 상체를 허벅지 위 또는 허벅지 사이로 부드럽게 숙이고 이마를 매트 위에 살짝 댄다. 팔은 몸 옆에 내려놓고 손바닥은 위를 향하게 한다.

4. 이 상태에서 척추를 길게 늘이고 어깨를 부드럽게 열며 온몸의 힘을 뺀다. 이마는 매트 위에 그대로 둔다.

5. 몇 분 동안 이 자세를 유지하면서 깊고 차분하게 호흡한다. 몸과 마음이 진정되는 걸 느껴본다.

6. 팔을 앞으로 가져가 손바닥을 바닥에 대고 무릎 양옆에 놓는다. 숨을 들이쉬며 천천히 상체를 들어 올려 무릎 꿇은 자세로 돌아간다.

7. 몇 차례 깊게 호흡하며 심신이 진정된 상태를 다시 느낀다.

팁과 주의 사항
* 접힌 담요나 요가 블록, 또는 손 위에 이마를 올려 더 편안한 자세를 만들 수도 있다.
* 팔을 뒤로 두는 것이 불편하다면 어깨너비로 벌리고 앞으로 뻗어 손바닥을 바닥에 댄다.

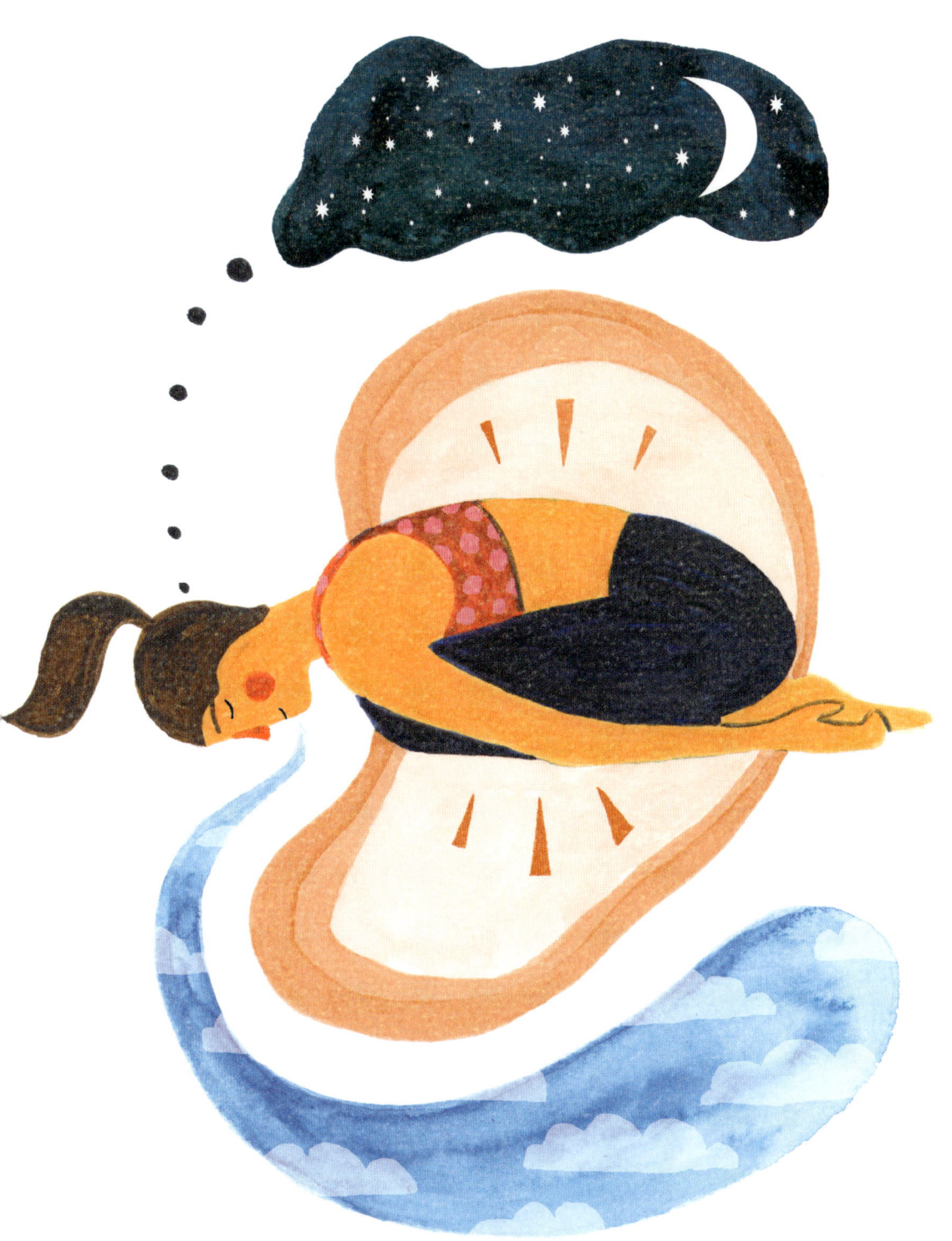

강아지 자세

웃타나 시쇼사나(Uttana shishosana)

강아지 자세는 사랑스럽고 활기찬 강아지의 기쁨을 반영한 자세로 몸과 마음을 따뜻하게 해준다. 특히 팔, 어깨, 목, 등, 허리 근육의 긴장을 풀어주며 스트레스를 완화하고 자신감을 키우는 데 도움을 준다.

자세 수행 방법

1. 매트 위에서 네발 자세(62페이지 참조)를 취한다.

2. 손을 천천히 앞으로 뻗으면서 척추를 편안하게 늘인다. 숨을 들이쉬며 팔과 손가락을 앞으로 뻗는 느낌으로 척추를 길게 늘인다. 이마를 바닥에 가볍게 대고(필요에 따라 접힌 담요 사용) 어깨와 가슴은 바닥에서 떨어뜨리되 엉덩이보다 낮은 위치에 유지한다. 이때 팔꿈치를 구부리고 팔뚝을 바닥에 댄 상태로 손바닥을 앞으로 뻗어도 좋다.

3. 팔을 앞으로 뻗는 동시에 엉치뼈를 뒤로 뺀다. 꼬리뼈를 천장 쪽으로 들어 올려 몸이 앞뒤로 늘어나는 느낌을 받는다.

4. 몇 차례 깊게 숨을 쉬며 몸이 어떻게 움직이는지, 근육이 어떻게 느껴지는지 집중한다.

5. 천천히 몸 쪽으로 손을 짚어 상체를 들어 올린다. 무릎 꿇은 자세로 돌아오거나 엉덩이를 뒤꿈치 위에 놓아 편안한 상태로 마무리한다. 머리는 마지막에 들어 올린다. 몇 번 깊게 숨을 쉬며, 손목을 부드럽게 굽히고 펴면서 긴장을 풀어준다.

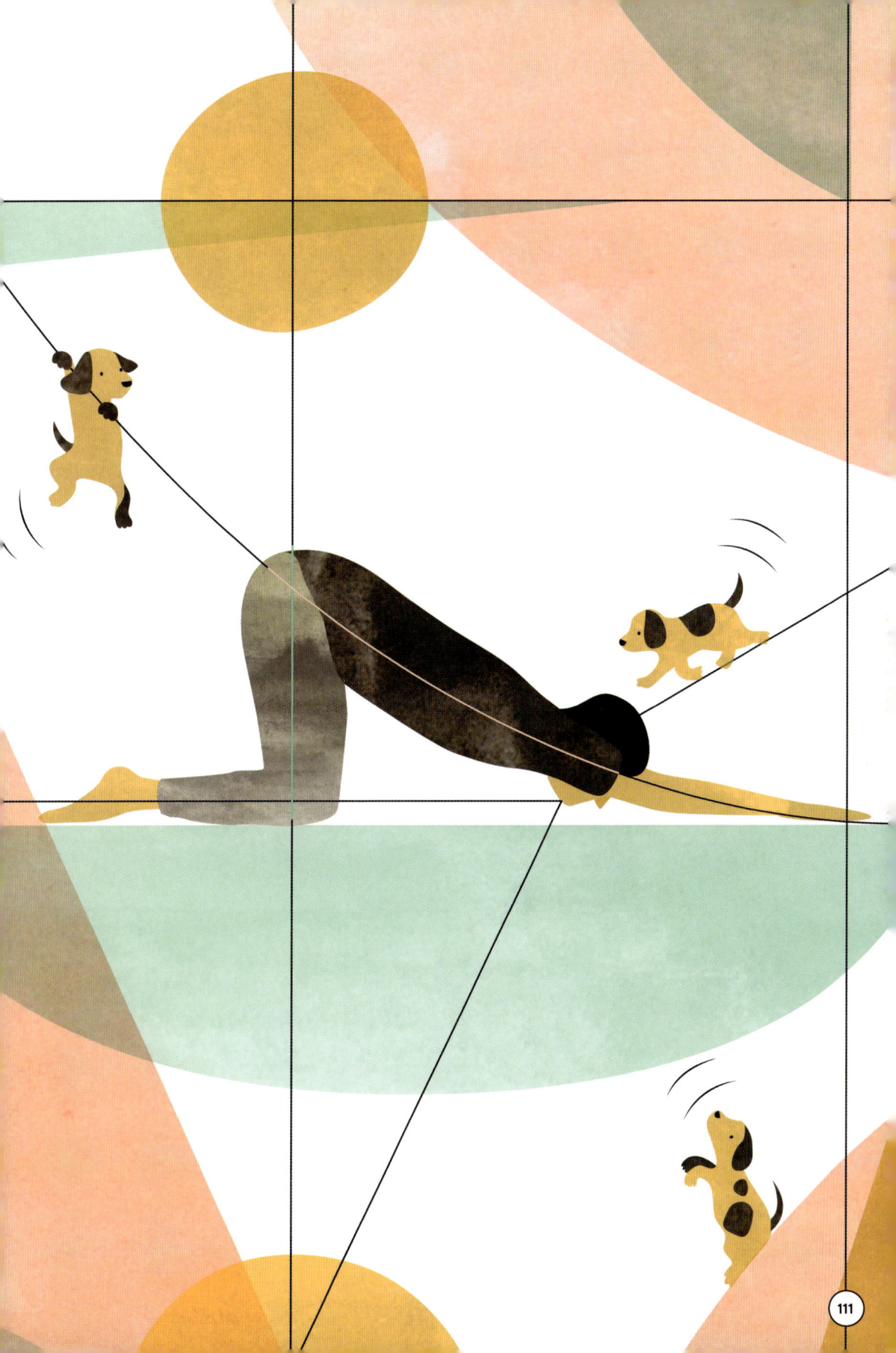

벽에 다리 올리기 자세

비파리타 카라니 (Viparita karani)

바쁘고 정신없는 현대사회의 일상에서 휴식과 재충전의 시간은 매우 중요하다. 벽에 다리 올리기 자세는 몸과 마음을 진정시키고 신경계를 안정시켜 혈액순환을 촉진한다. 이 자세는 불안과 스트레스를 완화하고 다리의 긴장을 풀어주는 효과가 있으며, 주로 요가 수업의 후반부에 등장한다. 스트레스 해소가 필요할 때마다 언제든지 간단히 수행할 수 있다.

자세 수행 방법

1. 벽 가까이 앉아 척추를 곧게 세운다. 다리는 옆으로 약간 기울인 상태로 두고 엉덩이를 벽에 가까이 두되, 닿지 않게 한다. 매트 위에 부드러운 담요를 깔아 편안함을 더할 수 있다.

2. 등을 바닥에 대고 누워서 다리를 벽 위로 천천히 올려 벽에 편안히 기대도록 한다. 팔은 몸 옆으로 자연스럽게 떨어뜨리고 손바닥은 천장을 향해 편안히 둔다.

3. 다리를 벽에 기대고 누운 상태에서 천천히 숨을 들이마시고 내쉬며 몸을 이완시킨다. 눈은 감아도 되지만, 눈을 뜬 상태에서는 한 곳에 시선을 고정해 산만함을 줄이도록 한다.

4. 이 상태에서 자신이 편안하게 느껴지는 만큼 그대로 유지한다. 방이 조금 춥다면 따뜻한 담요를 덮어도 좋다.

5. 다리를 천천히 굽혀 무릎을 가슴 쪽으로 당긴다. 오른쪽으로 몸을 돌린 후 손으로 바닥을 지탱하며 천천히 일어나 앉는다. 머리는 마지막에 들어 올린다.

6. 자세를 마친 후 몇 분 동안 조용히 앉아 몸과 마음을 정리하고 일상으로 돌아간다.

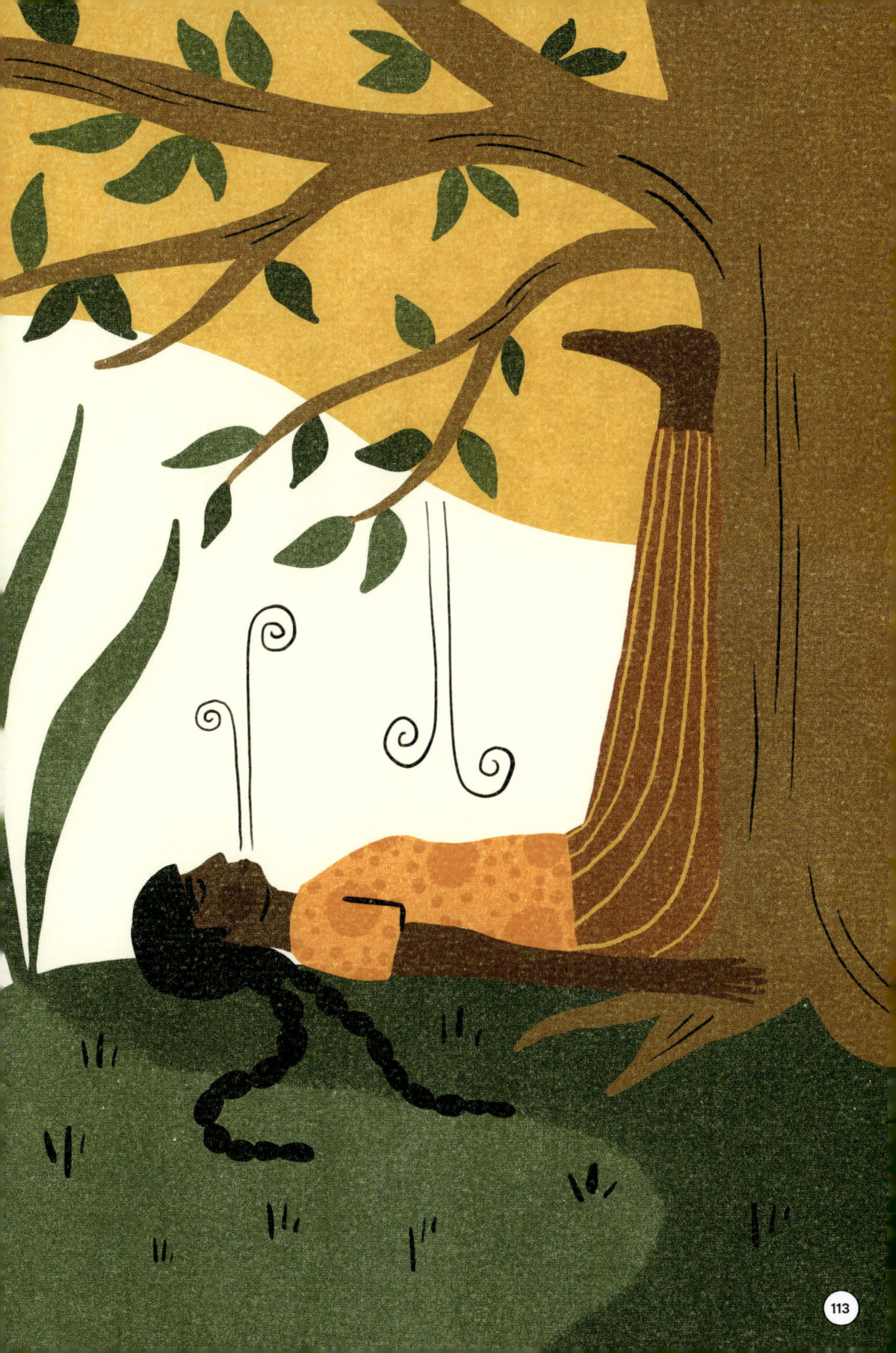

송장 자세

사바사나(Savasana)

다소 소름 끼치는 이름과 다르게 송장 자세는 생명과 웰빙을 도모하는 동작이다. 이 자세는 몸과 마음의 긴장을 완전히 풀어주고, 신경계를 안정시켜 혈압을 낮추는 효과가 있다. 심신의 고요함을 찾고 평화로운 순간에 완전히 몸을 맡길 수 있는 이상적인 방법이다.

자세 수행 방법

1. 매트 위에 앉은 자세에서 천천히 눕는다.

2. 엉덩이를 편안하게 열고 골반을 약간 기울이며 다리를 열어준다. 발은 바깥쪽으로 자연스럽게 내려놓고 다리는 엉덩이 너비로 벌린다.

3. 어깨뼈를 살짝 들어 올려 뒤로 확장하며 가슴을 열어준다. 복부가 매트 아래로 내려가도록 한다.

4. 팔을 몸에서 약간 떨어뜨려 옆으로 자연스럽게 뻗는다. 손바닥은 위로 향하고 손가락은 편안하게 펼친다.

5. 목과 머리를 어깨에서 멀리 뻗고 턱을 약간 가슴 쪽으로 당겨 목을 평평하게 유지한다.

6. 얼굴, 목, 혀 근육의 힘을 뺀다. 눈을 감거나 가볍게 뜨고 시선을 이마 중앙에 둔다.

7. 자세가 편안해졌다면 코로 깊게 숨을 들이쉬고 천천히 내쉰다. 내쉬는 시간을 들이쉬는 시간의 두 배로 늘린다(예: 들이쉬기 3초, 내쉬기 6초).

8. 호흡을 의식하면서 머리부터 발끝까지 각 근육과 신체 부위를 이완한다.

9. 5~10분 동안 누워있으면서 고요함과 평화로움에 몸을 맡긴다. 이때 음악을 틀거나 명상을 해도 좋다.

10. 손가락과 발가락을 살짝 움직이며 신체의 감각을 되찾는다. 옆으로 돌아누워 태아 자세로 몇 초간 휴식하고 천천히 일어나 앉는다.

팁과 주의 사항

* 너무 덥지 않으면서도 몸을 따뜻하게 유지할 수 있는 옷을 입는다.
* 담요나 요가 블록을 추가하여 불편한 부분을 받쳐준다.

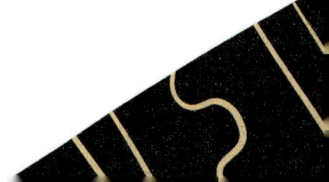

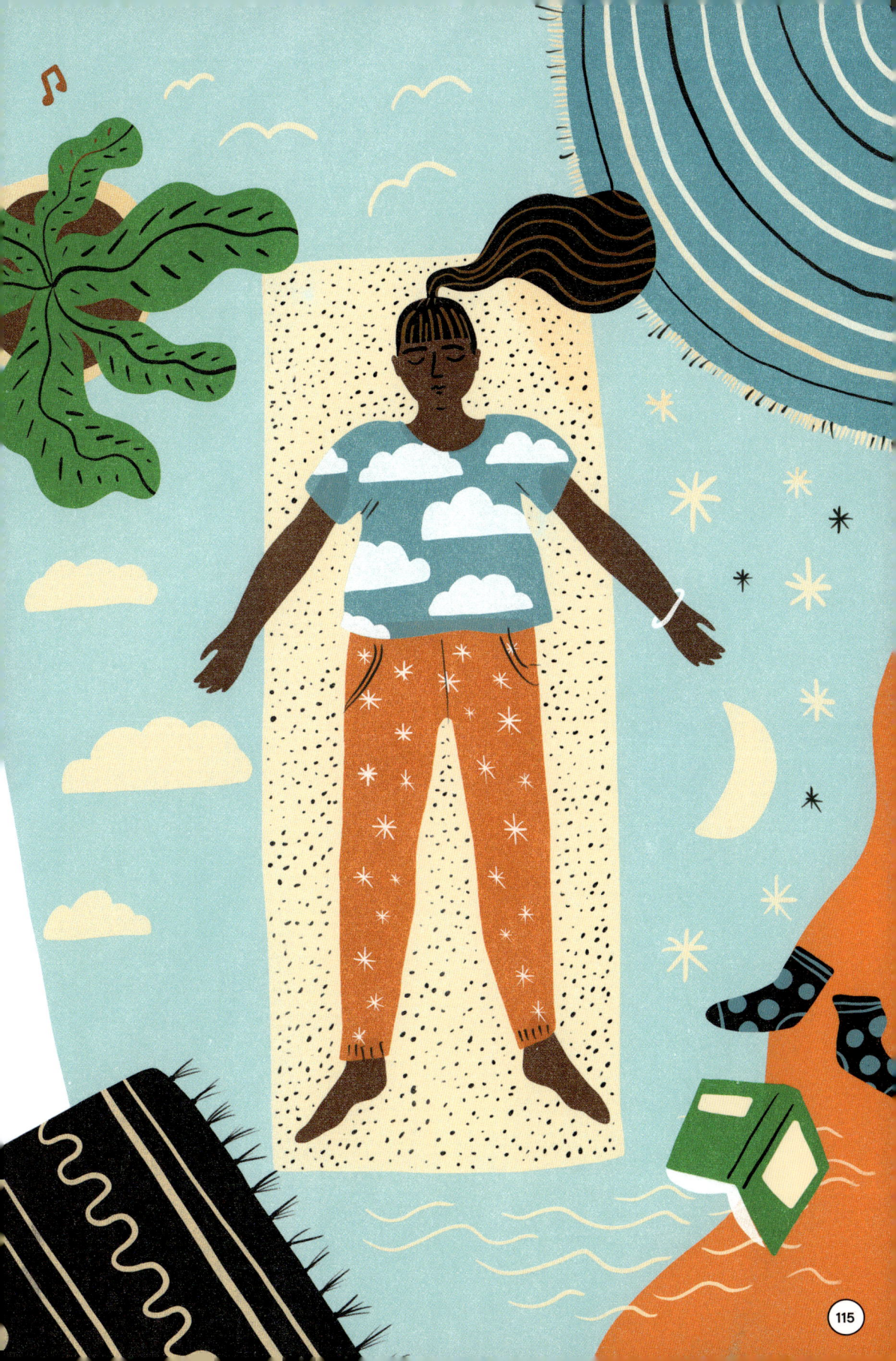

태양 경배 자세

수리야 나마스카르(Surya namaskar)

태양 경배 자세는 3,500년 전 고대 인도에서 유래되었다고 알려져 있다. 태양을 기리기 위한 의식으로 시작된 이 요가 자세는 전통적으로 일출이나 일몰에 수행했다. 몸과 마음, 호흡을 연결하여 신체적·정신적 활력을 되찾는 데 도움을 주는 동작이다. 이 자세는 전신을 강화하고 바르게 정렬시키며 기본적인 워밍업 후(18페이지 참조) 요가 동작을 본격적으로 수행할 때 할 수 있는 훌륭한 준비 운동이다. 아침 공복에 연습하면 하루를 활기차게 시작할 수 있다.

자세 수행 방법

1. 손을 가슴 중심에 모아 기도 자세(21페이지 6단계 참조)를 취한다. 몇 차례 깊게 호흡하며 내면의 태양을 떠올린다.

2. 숨을 들이쉬며 손을 머리 위로 동그랗게 들어 올린다. 태양을 향해 길게 뻗으며 팔 사이로 천장을 바라본다.

3. 숨을 내쉬며 손을 몸 주변으로 내려 바깥쪽 발 옆에 둔다. 선 전굴 자세(24페이지 참조)와 같이 손가락을 발가락과 같은 방향으로 정렬시키고, 이때 허리에 무리가 가지 않도록 무릎을 약간 굽혀도 좋다.

4. 숨을 들이쉬며 오른다리를 굽히고 왼발을 뒤로 빼 런지 자세를 만든다.

5. 숨을 내쉬며 오른발을 뒤로 빼 왼발과 나란히 놓고 플랭크 자세(74페이지 참조)에서 몸을 일직선으로 유지한다.

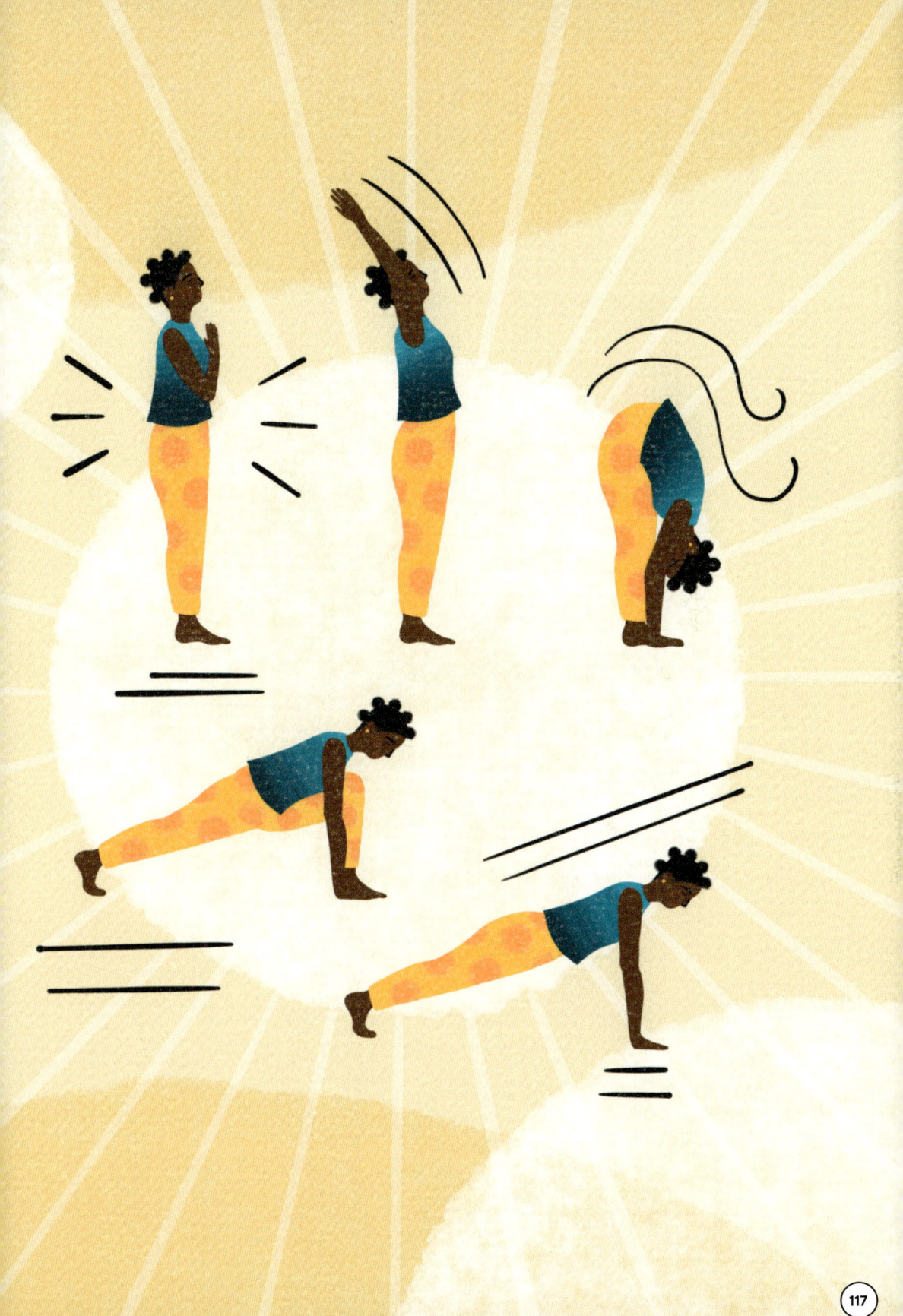

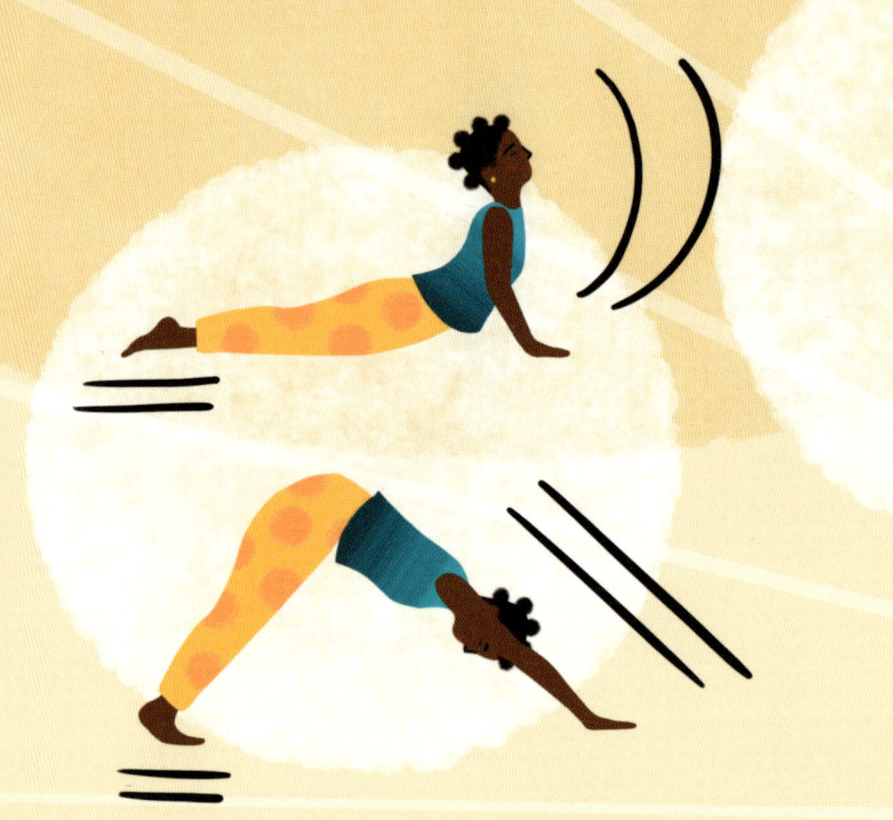

6. 숨을 내쉬며 무릎을 바닥에 내리고 가슴과 턱을 바닥에 댄다. 팔꿈치는 몸 가까이에 붙이고 손바닥은 어깨 밑의 바닥에 평평하게 유지한다. 숨을 들이쉬며 손바닥으로 바닥을 살짝 밀어주고 가슴을 들어 올려 코브라 자세(86페이지 참조)로 전환한다. 여기에서 몇 차례 깊게 호흡한다.

7. 숨을 내쉬며 발가락을 바닥에 대고 엉덩이를 천장 쪽으로 들어 올려 다운독 자세(72페이지 참조)로 들어간다. 손과 발로 바닥을 눌러 척추를 길게 늘이고 엉덩이를 뒤로 당긴다.

8. 숨을 들이쉬며 왼발을 양팔 사이로 내디뎌 런지 자세를 만든다.

9. 숨을 내쉬며 오른발을 앞으로 가져와 왼발과 나란히 놓고 다시 선 전굴 자세로 돌아온다.

10. 숨을 들이쉬며 손을 몸 옆으로 동그랗게 들어 올려 서 있는 자세로 돌아온다(이때 머리가 제일 마지막에 올라온다). 손은 머리 위에 기도 자세로 모은다.

11. 숨을 내쉬며 손을 가슴 중심에 모은 뒤 몇 차례 깊고 편안한 호흡을 한다.

12. 오른발을 뒤로 빼서 같은 자세를 반대 방향으로 수행한다. 이 자세는 언제든지 원하는 만큼 반복해도 좋다.

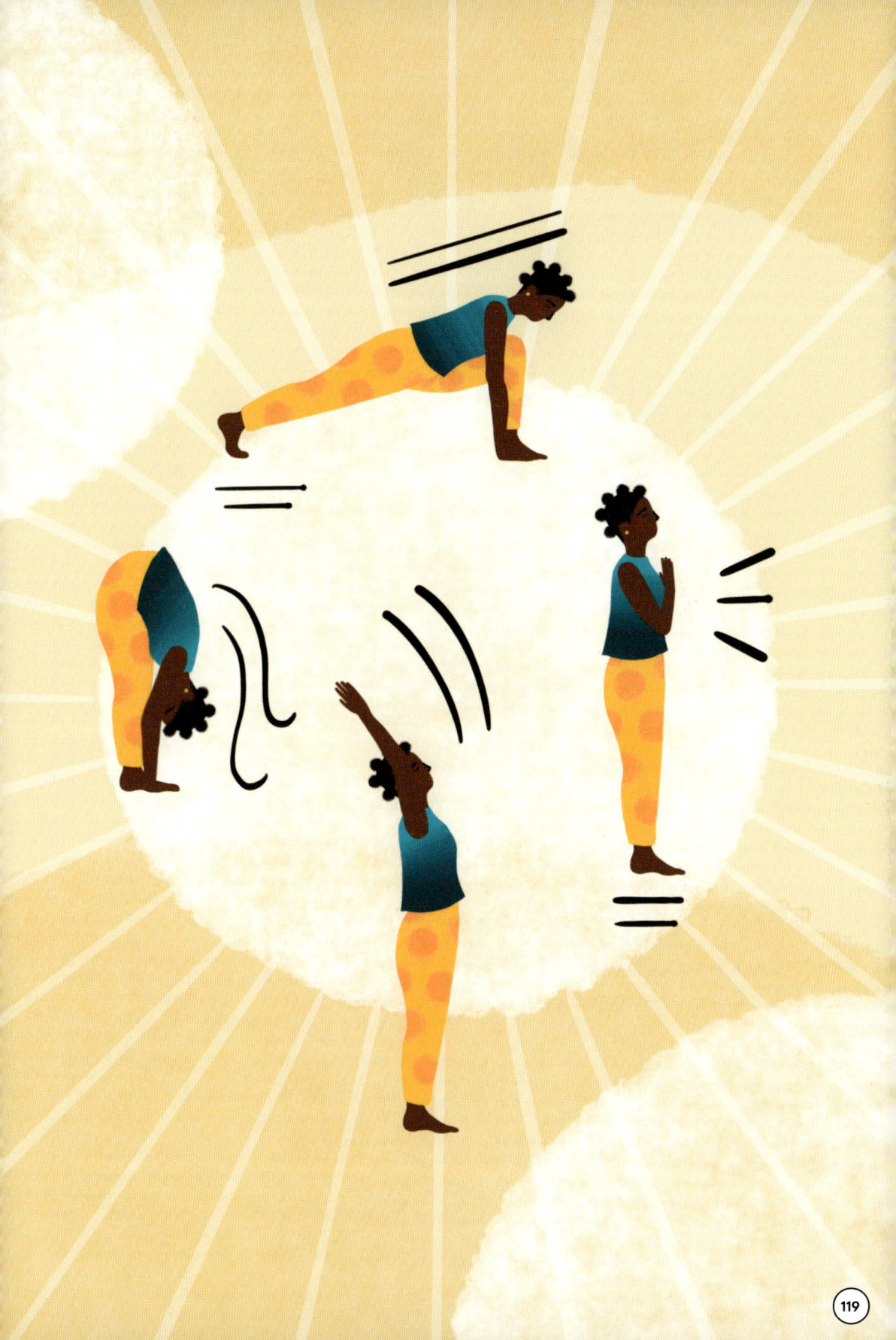

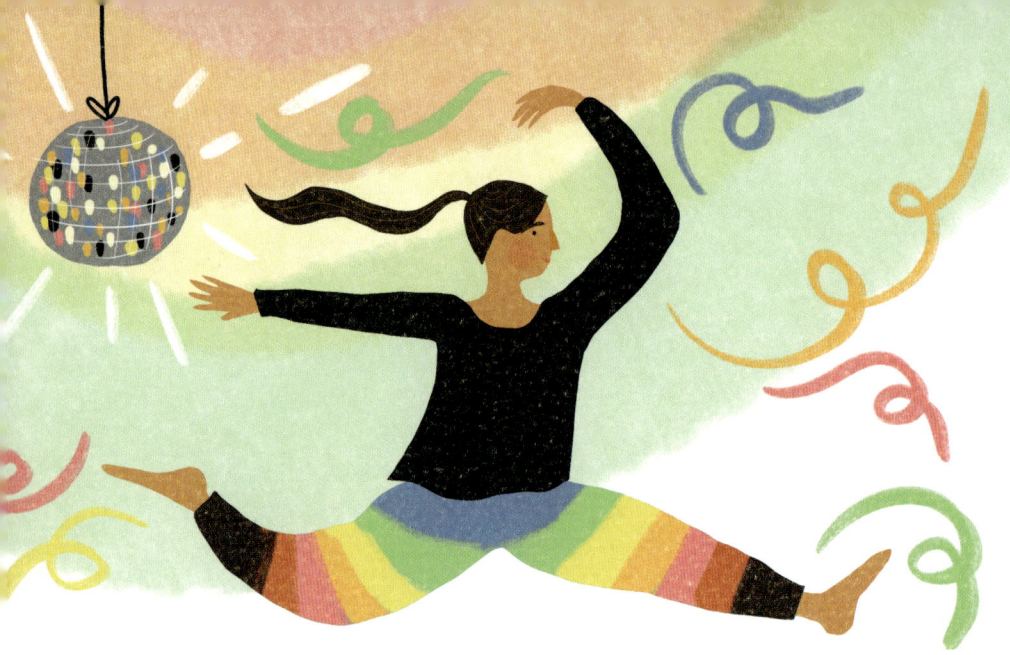

신나게 춤추기

요가 수행 중 자유롭고 창의적인 표현을 접목하고 싶다면 나트야 요가만 한 것이 없다. 그 이유는 무엇인지 재미있는 자세와 함께 알아보자.

요가를 수련하다 보면 가끔 루틴을 깨고 새로운 무언가를 시도하고 싶어질 때도 있다. 나트야 요가는 바로 그런 역할을 해준다. 산스크리트어로 '나트야'는 춤을 의미하고, '요가'는 결합이나 연합을 뜻한다. 즉, 나트야 요가는 춤과 요가를 결합하여 몸과 마음, 영혼의 조화를 이루는 수행이다.

나트야 요가는 예부터 인도의 사원 무용가와 현자들이 영적 수행의 하나로 발전시키고 가르쳐왔다. 춤을 통한 예술과 수행의 접목은 몸, 마음, 정신에 매우 이롭다고 여겨진다.

현대 나트야 요가

자세히 살펴보면, 춤이라는 것은 대체로 음악의 리듬에 따라 움직이는 동작의 연속이다. 같은 맥락에서 나트야 요가는 음악이나 소리의 비트와 박자에 맞추어 유동적인 요가 자세를 수행하는 것이다.

나트야 요가에는 다양한 스타일이 존재하며 모든 연령과 취향에 알맞은 선택지가 있다. 음악 취향에 따라 수행의 분위기, 리듬, 박자, 흐름, 에너지를 아주 다양하게 만들 수 있다.

집에서 나트야 요가 수행해보기

힙합 요가, 빈야사 댄스, 트랜스 요가 등 기존의 요가 수업에 참여할 수도 있지만, 집에서 영상으로 따라 할 수 있는 수업도 많이 있다.

개인적으로 좋아하는 노래와 박자를 골라서 시작해도 좋다.

나트야 요가에서 수행하는 생동감 있고 활기찬 동작은 다른 스타일의 요가에 비해 열을 많이 내기 때문에 언제나 물을 준비해서 갈증을 방지하는 것이 좋다.

그 외에는 특정 동작이나 구조에 얽매이지 말고 자기 몸과 마음이 이끄는 대로 동작을 수련하며 자유를 만끽하도록 한다.

신체적 이점

* 유연성을 기르고 근력을 키워준다.
* 심장, 폐 건강, 혈액순환을 개선한다.
* 지구력과 회복력을 향상시킨다.
* 신체의 스트레스와 긴장을 해소하여 면역 체계를 강화하는 데 도움을 준다.
* 올바른 자세를 유지하고 신체 인식 개선에 도움을 준다.

정신적 이점

* '행복 호르몬'인 세로토닌의 분비를 촉진하여 자존감을 키워주고 기분을 전환시킨다.
* 신경계를 안정시켜 불안 및 우울 증상을 개선한다.
* 뇌의 감각과 운동 영역을 활성화하여 스트레스를 줄이는 데 도움을 준다.
* 공간 인지 능력과 기억력을 향상시킨다.

영적인 이점

* 바깥세상과 내면세계 간의 연결을 상징적으로 나타낸다.
* 감정과 에너지의 흐름을 통해 의식을 더 고차원적인 상태로 끌어올린다.
* 개인의 창의성과 개성을 표현할 수 있는 안전한 공간을 만들어준다.

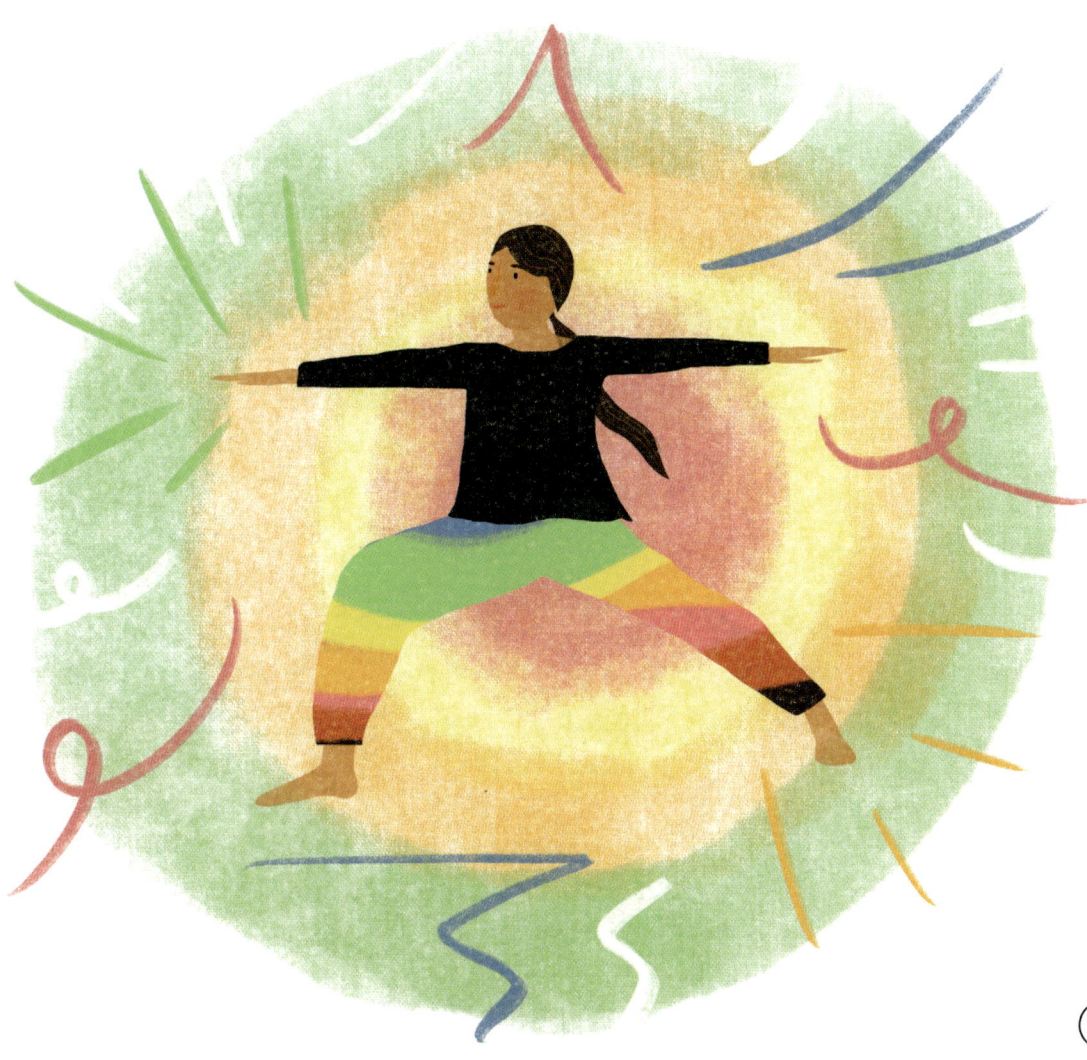

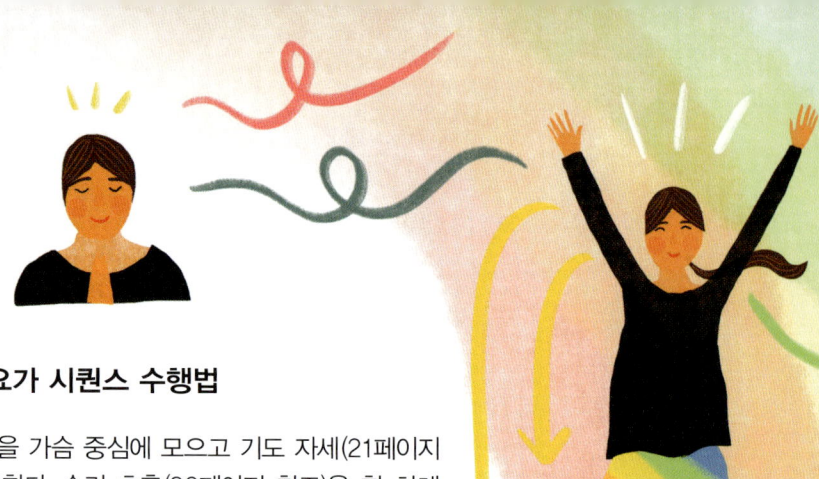

간단한 나트야 요가 시퀀스 수행법

1. 똑바로 서서 손을 가슴 중심에 모으고 기도 자세(21페이지 6단계 참조)로 시작한다. 승리 호흡(96페이지 참조)을 한 차례 수행하여 지금 순간에 집중한다. 손을 양옆으로 흔들어 풀어주고 상체와 어깨를 음악에 맞춰 리드미컬하게 움직인다. 엉덩이와 다리도 움직여 2~3분 더 진행한다.

2. 숨을 들이쉬고 음악에 맞춰 몸이 이끄는 대로 자유롭게 몸을 움직인다.

3. 허리에 손을 얹고 똑바로 선다. 숨을 들이쉬며 어깨를 뒤로 열고 고개를 뒤로 젖힌다. 숨을 내쉬며 어깨를 앞으로 말고 턱을 가슴 쪽으로 내린다. 이 호흡을 5회 반복한다.

4. 허리에 손을 올린 채로 한 발씩 리드미컬하게 앞으로 찬다. 이 동작을 2~3분간 반복한다.

5. 허리에 계속 손을 올린 채로 다리 간격을 벌린다. 골반을 중심으로 상체를 시계 방향으로 5회, 반시계 방향으로 5회 원을 그린다.

6. 기도 자세로 돌아온 다음, 왼다리를 뒤로 내디디고 엉덩이를 낮춘다. 손을 위로 들어 전사 자세 I(38페이지 참조)을 취한 뒤 숨을 내쉬며 다시 기도 자세로 돌아온다. 오른다리도 동일하게 반복하여 전사 자세 I을 양쪽 각각 3회씩 수행한다.

7. 다리를 살짝 벌리고 선 다음, 숨을 들이쉬며 손을 천장 쪽으로 들어 올린다. 숨을 내쉬며 상체를 앞으로 숙여 바닥을 짚고 다시 위로 올라온다. 이 동작을 리드미컬하게 여러 번 반복한다.

8. 허리에 손을 얹고 똑바로 선다. 코로 깊게 들이쉬고 입으로 내쉬는 호흡을 5회 반복한다.

9. 잠시 멈추어 서서 감각에 집중한다.

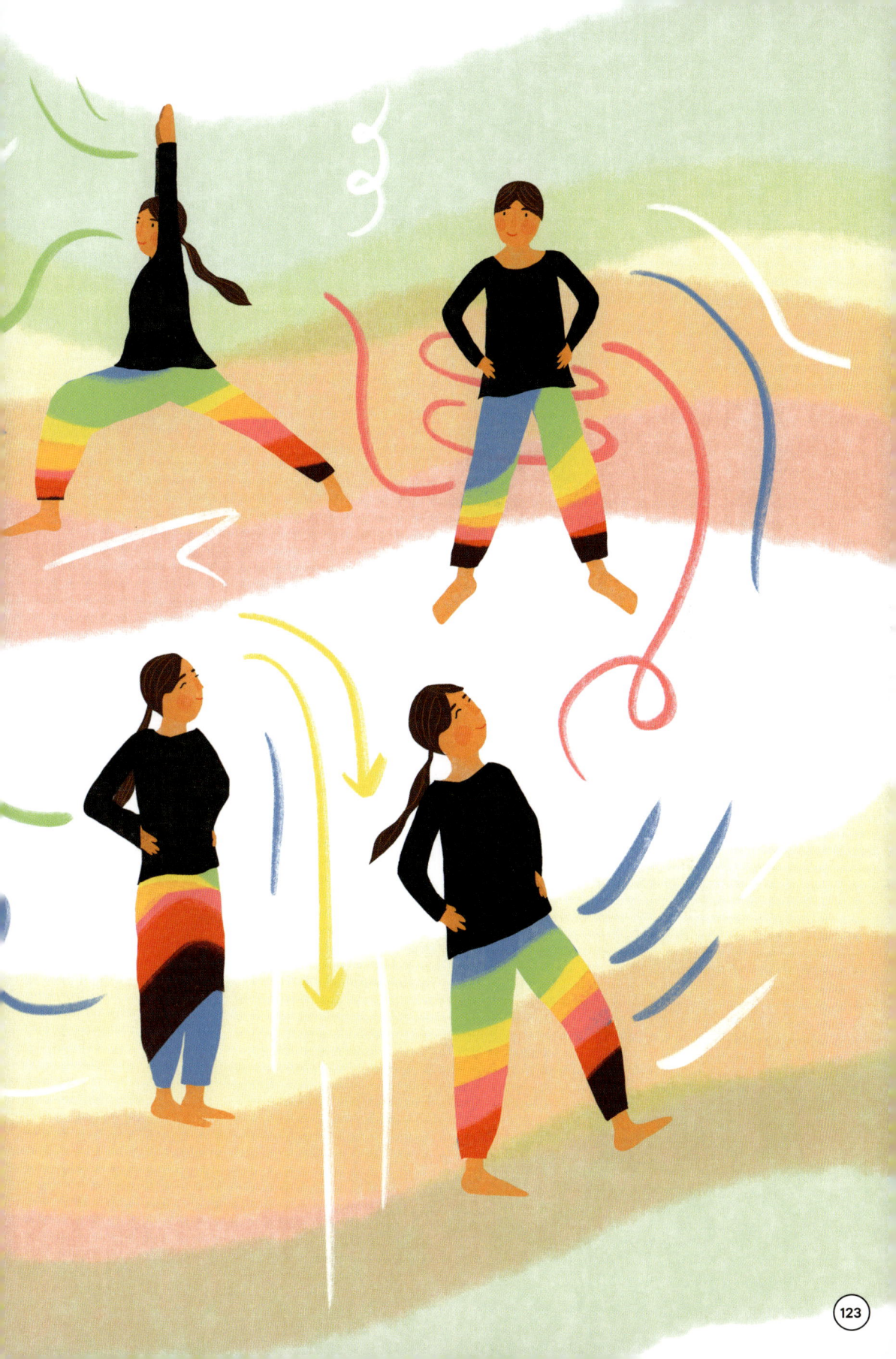

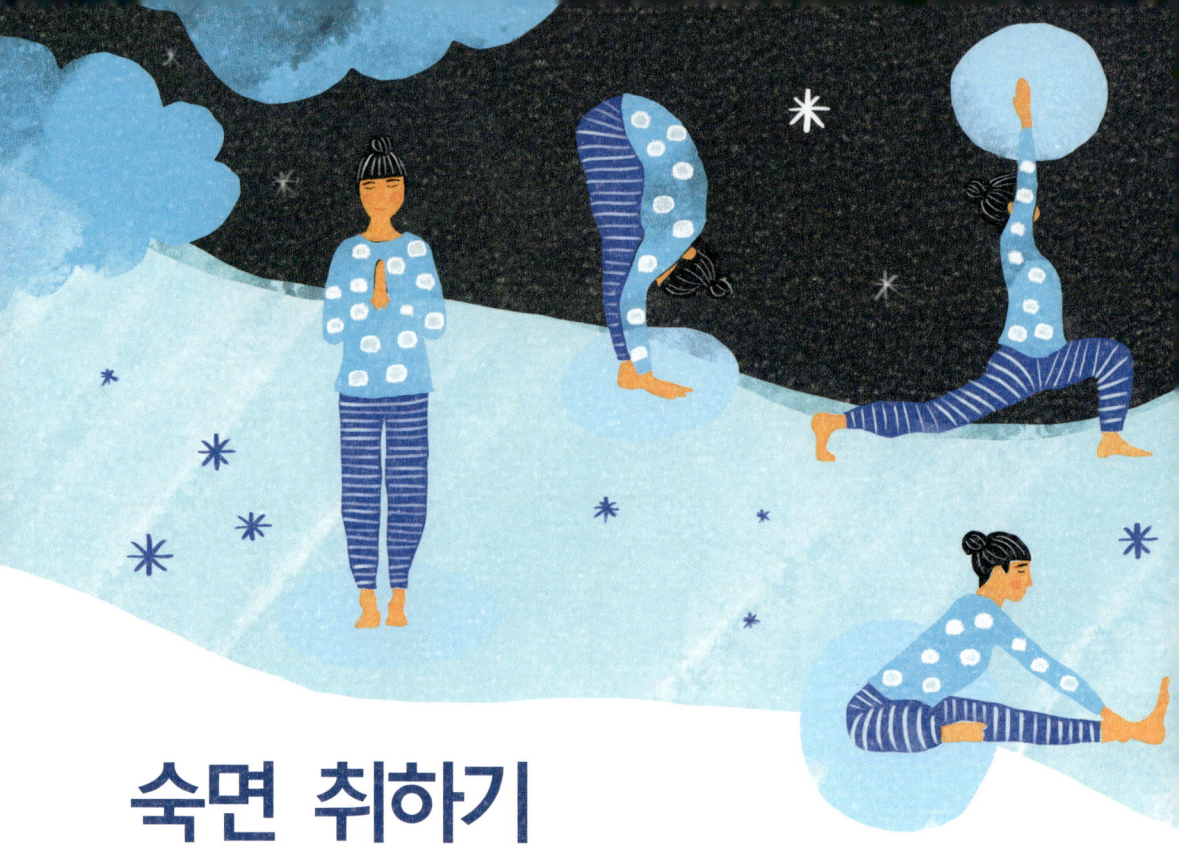

숙면 취하기

숙면을 취하는 것은 우리의 건강과 웰빙에 매우 중요하다. 그리고 때로 요가가 숙면을 도와줄 수 있다. 하루의 긴장을 풀고 몸과 마음을 숙면에 적합하게 만들어주기 좋은 간단한 자세를 소개한다.

자세 수행 방법

1. 똑바로 서서 기도 자세(21페이지 6단계 참조)로 시작한다. 코로 깊게 들이쉬고 천천히 코로 내쉬면서 승리 호흡(96페이지 참조)을 5~10회 수행한다.

2. 숨을 들이쉬며 팔을 천장 쪽으로 올린다. 숨을 내쉬며 상체를 접어 선 전굴 자세(24페이지 참조)를 취한다. 손바닥을 발 옆 바닥에 놓고(무릎을 살짝 구부려도 되지만 등은 곧게 유지한다), 이 자세에서 몇 차례 호흡한다.

3. 숨을 들이쉬며 오른다리를 뒤로 내디뎌 런지 자세를 취한다. 어깨를 뒤로 젖히고 손을 천장 쪽으로 올려 기도 자세를 만든다. 가슴을 열고 몇 차례 호흡한다. 다시 선 전굴 자세로 돌아와서 이번에는 왼다리로 같은 동작을 반복한다.

4. 앉은 자세에서 다리를 앞으로 곧게 뻗는다. 숨을 들이쉬며 오른발을 골반 쪽으로 당겨 왼쪽 허벅지 안쪽에 발바닥을 댄다. 호흡을 한차례 내쉬고 들이쉰 다음, 팔을 천장 쪽으로 올리고 허리부터 상체를 구부려 왼다리 위로 숙인다. 정강이, 발목 또는 발을 잡고 몇 차례 호흡한다.

5. 숨을 들이쉬며 상체를 세워서 다시 앉은 자세로 돌아온다. 오른다리를 앞으로 뻗어주고 반대쪽도 반복한다.

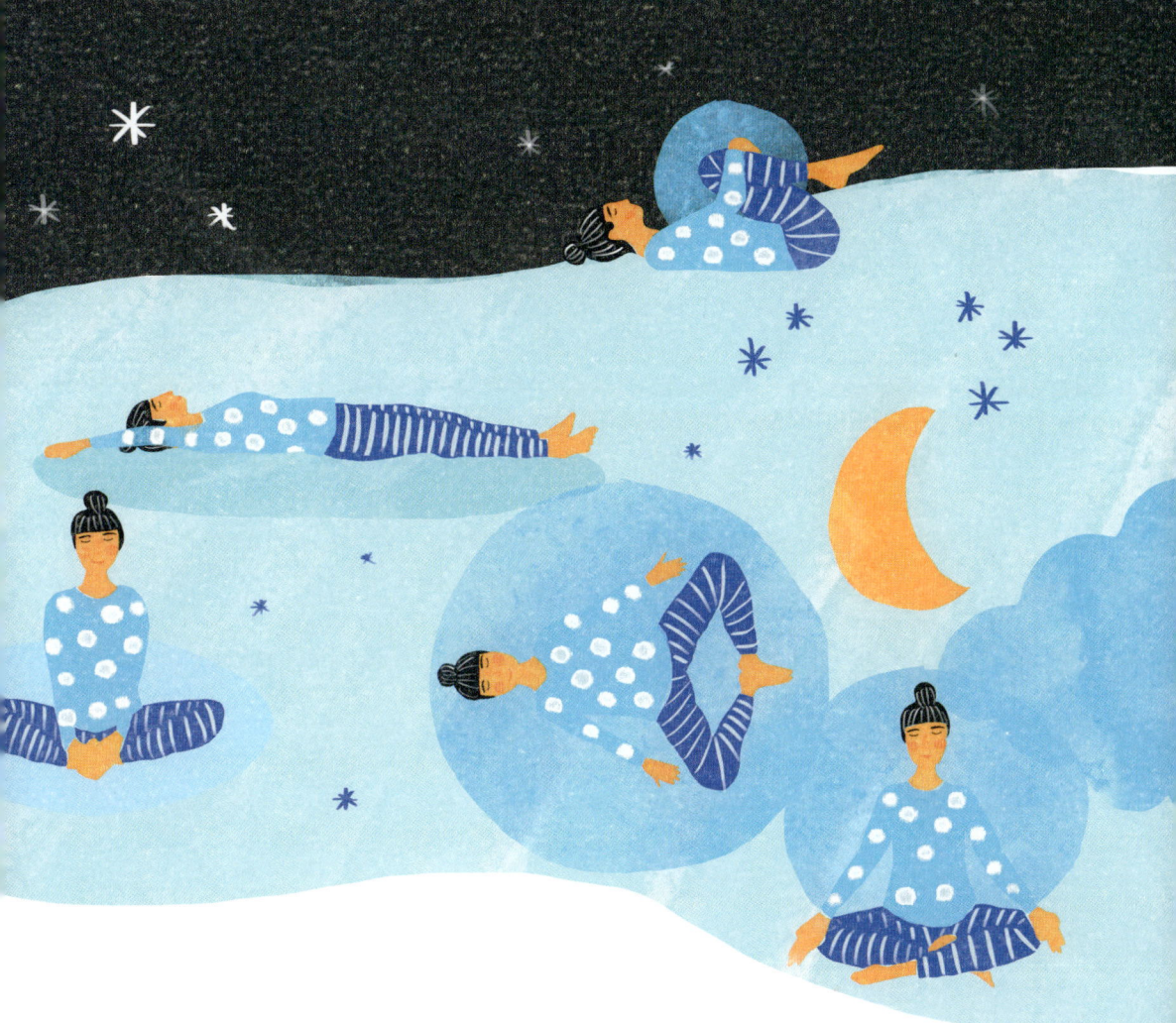

6. 양쪽 다리를 안으로 모아주고 발바닥을 골반 쪽으로 당겨 서로 붙인다. 숨을 내쉬며 상체를 숙인다. 나비 자세(46페이지 참조)로 머리를 발 위에 대거나 가능한 만큼만 숙이고 몇 차례 호흡한다.

7. 자세를 풀고 바닥에 등을 대고 눕는다. 숨을 들이쉬며 팔을 머리 위로, 다리를 몸에서 멀리 뻗어 스트레칭한다. 이 상태로 몇 차례 호흡한다.

8. 숨을 들이쉬며 무릎을 구부려 몸통과 골반이 90° 각도가 되게끔 들어 올린다. 손을 무릎이나 정강이에 얹고, 숨을 내쉬며 복부와 다리 근육을 사용해 무릎을 가슴 쪽으로 당긴다. 이때 엉덩이, 허리, 목, 머리는 바닥에 고정한다. 숨을 내쉬며 무릎을 다시 90° 위치로 되돌린다. 이 동작을 5회 반복한다.

9. 다리를 바닥에 곧게 펴고 누운 자세로 돌아간다. 숨을 들이쉬며 무릎을 구부려 발바닥을 붙이고 골반 쪽으로 최대한 당긴다. 숨을 내쉬며 나비 자세(68페이지 참조)로 무릎과 허벅지를 양옆으로 벌려 바닥 쪽으로 내린다. 몇 차례 호흡을 진행한다.

10. 다리를 다시 펴고 옆으로 돌아누워 천천히 앉은 자세로 올라온다. 손은 기도 자세나 무드라(엄지와 검지를 맞댄 자세)를 취하거나 무릎 위에 올린다. 몇 차례 깊게 호흡하면서 잠들기 전 명상을 한다.

색인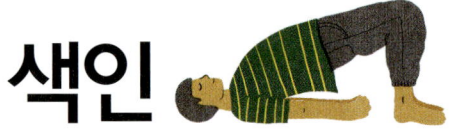

ㄱ

가네쉬 무드라 Ganesh   102
강아지 자세 Extended puppy   110-111
건강 상태 Medical conditions   13
고양이 자세 Cat   62-63
고혈압 High blood pressure   84
관절 염증 Joint inflammation   56
교각 자세 Bridge   88-89
균형-안전하게 수련하기 Balance-safety   12
균형 잡는 곰 자세 Balancing bear   60-61
기도 자세 Prayer pose   21

ㄴ

나무 자세 Tree   34-35
나비 자세 Butterfly   46-47
나트야 요가 Natya yoga   120-123
낙타 자세 Camel   94-95
냉각 호흡법 Cooling breath   106-107
누운 나비 자세 Reclining butterfly   68-69
누운/엎드린 자세 Supine/prone poses   62-95
누워 엄지발가락 잡기 자세 Reclining hand-to-big-toe   70-71
눈 준비 운동 Eyes warm-up   21
니야마 Niyama   7

ㄷ

다라나 Dharana   8
다리를 벌린 전굴 자세 Wide-legged forward bend   28-29
다운독 자세 Downward-facing dog   72-73
담요 Blanket   11
대칭 동작 Counter-poses   12
대퇴사두근-준비운동 Quadriceps-warm-up   18-19
댄스 요가 Dance yoga   120-123
도마뱀 자세 Lizard   82-83
독수리 자세 Eagle   36-37
돌고래 자세 Dolphin   84-85
두통 Headaches   58
뒤로 굽히는 자세들 Backbends   62-63, 64-65, 78-79, 80-81, 86-87, 88-89, 90-91, 92-93, 94-95
디야나 Dhyana   8

ㅁ

매트 Mat   10
맷돌 돌리기 자세 Churning the mill   50-51
메뚜기 자세 Locust   90-91
메스꺼움 Nausea   13
명상 Meditation   8, 9, 44, 56, 114
명치 Solar plexus   74
무드라 Mudras   44-45
무릎 준비 운동 Knees warm-up   18-21
물 Water   11

ㅂ

바다 호흡법 Ocean's breath   96-97
반 물고기 신 자세 Half lord of the fishes   76-77
벌의 호흡법 Bumblebee breath   100-101
벽에 다리 올리기 자세 Legs up the wall   112-113
보트 자세 Boat   58-59
볼스터 Bolster   11
부상 Injuries   13, 14, 18, 36, 44, 56, 58, 66, 80, 84
블록 Block   10
비틀기 Twists   48-49, 76-77

ㅅ

사마디 Samedhi   8
사자 호흡법 Lion's breath   98-99
산 자세 Mountain   22-23
산스크리트어 Sanskrit   6
삼각 자세 Triangle   26-27
상자 호흡법 Box breathing   104-105
생리 Menstruation   13
서있는 자세 Standing poses   22-43
선 전굴 자세 Standing forward bend   24-25
소 자세 Cow   64-65
손목 준비 운동 Wrists warm-up   17
손목터널증후군 Carpal tunnel syndrome   80
송장 자세 Corpse pose   114-115
수련 복장 Clothing   11
수면 Sleep   124-125
수분 섭취 Hydration   11
수카사나 Sukhasana   56
스웨트탑 Sweat top   11
스트랩 Strap   10
스핑크스 자세 Sphinx   78-79
승리 호흡법 Conqueror's breath   96-97
시퀀스 Sequences   18-21, 122
신발끈 자세 Shoelace   54-55
심장 질환 Heart condition   44, 94

ㅇ

아기 자세 Child's pose   108-109
아사나 Asana   2, 8, 28

안전 Safety 12-13
앉은 자세 Seated poses 44-61
앉은 전굴 자세 Sitting forward bend 52-53
야마 Yama 7
어깨 준비 운동 Shoulders warm-up 20-21
어지러움 Dizziness 13
업독 자세 Upward-facing dog 80-81
역전 자세 Inversions 88
연꽃 자세 Lotus 56-57
연습 – 때와 장소 Practising when and where 12-13
영웅 자세 Hero 44-45
요가 도구 Kit 10-11
요가의 여덟 단계 Limbs of yoga 7-8
요가의 종류 Types of yoga 9
요가의 철학 Philosophy of yoga 6-9
용기의 호흡법 Breathe into bravery 102-103
움직임과 흐름 Movement and Flow 116-125
의식적 호흡 Conscious breathing 16-17, 96-107
이완 Relaxation 108-115
이완으로 마무리 Final relaxation 114-115
임신 Pregnancy 13

ㅈ

자세의 인지 Posture-awareness 14-15
장비 Equipment 10-11
저혈압 Low blood pressure 58

전굴 자세 Forward bends 24-25, 28-29, 46-47, 48-49, 50-51, 52-53, 54-55, 108-109, 124
전사 자세 I Warrior I 38-39
전사 자세 II Warrior II 40-41
전사 자세 III Warrior III 42-43
정렬 Alignment 14-15, 22, 44, 74, 84
준비 운동 Warm-up 18-21
지안 무드라 Gyan 44, 56, 106, 125

ㅊ

측각도 자세 Extended side-angle stretch 30-31

ㅋ

코브라 자세 Cobra 86-87
쿠션 Cushion 11

ㅌ

탁자/중립 자세 Neutral/tabletop position 62
태양 경배 자세 Sun salutation 116-119
통증 Pain 12-13

ㅍ

편안한 가부좌 자세 Comfortable, cross-legged position 56
편한 자세 Easy pose 56
평화로운 전사 자세 Peaceful warrior 32-33

프라나야마 Pranayama 8
프라티아하라 Pratyahara 8
플랭크 자세 Plank 74-75

ㅎ

해부학 Anatomy 14-15
행복한 아기 자세 Happy baby 66-67
허리 주의하기 Back Caring for 12, 15
허리 준비 운동 Back Warm-up 18-21
혈액 순환 Blood circulation 18, 56
호흡 Breathing 12, 16-17, 96-107
확언 Affirmation 102
활 자세 Bow 92-93
흐름과 움직임 Flow and Movement 116-125

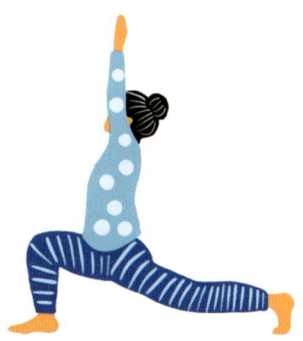

출판사, 저자와 편집자는 개별 독자에게 전문적인 조언이나 서비스를 제공하지 않습니다. 제시된 아이디어와 자세 및 제안은 개인의 주치의와 상담을 대체하려는 목적이 아니며, 신체적 움직임과 건강에 관련된 모든 사항은 반드시 전문 의료인의 조언이 필요합니다. 또한, 본 출판물에 명시된 정보, 제안 또는 수행 방법의 적용으로 인해 발생하는 모든 결과에 대해 관련 당사자들은 법적 책임을 지지 않습니다.

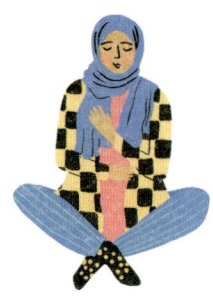

Original title: Make Time for YOGA
Author and yoga advisor: Dawattie Basdeo
Copyright in the Work © GMC Publications Ltd, 2024
All rights reserved.
© Copyright of this edition: DH MEDIA
This Korean translation edition arranged through THE AGENCY SOSA

No part of this publication may be reproduced, stored in a retrieval system or transmitted in any form
or by any means without the prior permission of the publisher and copyright owners.

이 책의 한국어판 저작권은 에이전시 Sosa를 통한 GMC Publications 사와의 독점계약으로
도서출판 DH미디어가 소유합니다. 저작권법에 의해 한국 내에서 보호받는 저작물이므로
무단전재와 무단복제를 금합니다.

Make time for YOGA
일상의 루틴,
요가 실천하기

저자 | Dawattie Basdeo
역자 | 이주연, 김선주, 박주하, 이서정, 오하영, 박은희

초판 1쇄 발행 | 2025년 5월 30일
발행인 | 양원석
발행처 | DH미디어
디자인 | 최연정
신고번호 | 제2017-000022호
전화 | 02-2272-9731
팩스 | 02-2271-1469

ISBN 979-11-90021-60-9 93690
정가 25,000원

※ 잘못 만들어진 책은 구입처 및 DH미디어 본사에서 교환해 드립니다.